ÉTUDES

SUR

LA PARALYSIE GÉNÉRALE

ET SUR

LE TABES

ÉTIOLOGIE — CLINIQUE — TRAITEMENT

PAR MM.

PAUL SPILLMANN
PROFESSEUR DE CLINIQUE MÉDICALE
CORRESPONDANT DE L'ACADÉMIE
DE MÉDECINE

MAURICE PERRIN
ANCIEN CHEF DE CLINIQUE MÉDICALE
A LA FACULTÉ DE MÉDECINE
DE NANCY

PRÉFACE DE M. LE PROFESSEUR FOURNIER

PARIS

A. POINAT, ÉDITEUR
PUBLICATIONS MÉDICALES ET SCIENTIFIQUES
11, RUE DUPUYTREN, 11

1910

ÉTUDES SUR LA PARALYSIE GÉNÉRALE

ET SUR LE TABES

ÉTUDES

SUR

LA PARALYSIE GÉNÉRALE

ET SUR

LE TABES

ÉTIOLOGIE — CLINIQUE — TRAITEMENT

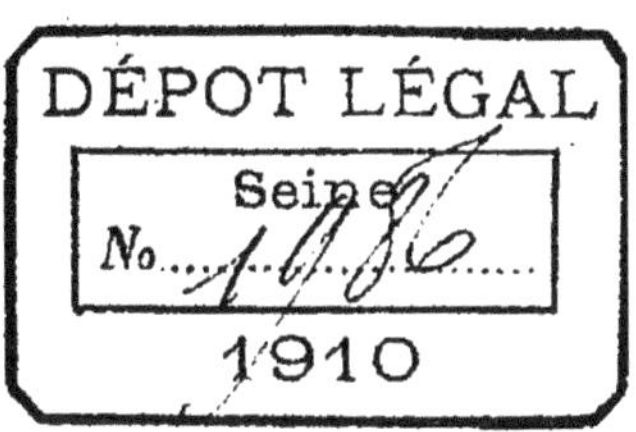

PAR MM.

PAUL SPILLMANN
PROFESSEUR DE CLINIQUE MÉDICALE
CORRESPONDANT DE L'ACADÉMIE
DE MÉDECINE

MAURICE PERRIN
ANCIEN CHEF DE CLINIQUE MÉDICALE
A LA FACULTÉ DE MÉDECINE
DE NANCY

PRÉFACE DE M. LE PROFESSEUR FOURNIER

PARIS

A. POINAT, ÉDITEUR

PUBLICATIONS MÉDICALES ET SCIENTIFIQUES

11, RUE DUPUYTREN, 11

1910

PRÉFACE

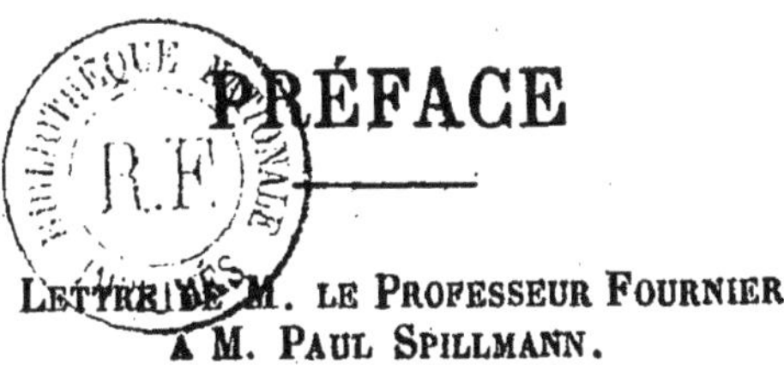

Lettre de M. le Professeur Fournier
à M. Paul Spillmann.

Cher ami, en me priant de présenter au public votre nouvelle œuvre, peut-être n'avez-vous pas réfléchi que vous alliez me placer dans une position difficile ; car, étant donnés nos travaux communs, étant donnée la conformité de nos opinions sur bien des points afférents au tabes et à la paralysie générale, vous me mettez dans l'alternative ou bien, si je vous fais des compliments, de sembler me faire des compliments à moi-même et me décerner des couronnes par-dessus votre tête ; ou bien, au cas contraire, de pécher contre la sincérité. Voyez mon embarras !

En tout cas, mon embarras ne sera pas pour méconnaître les grands résultats qui ressortent de vos recherches nouvelles, auxquelles votre ancien chef de clinique a collaboré avec tant de mérite. Certes, vous publiez sur le tabes et la paralysie générale des vues intéressantes et notamment des statistiques très instructives, plus étendues et plus complètes que celles qui ont vu le jour jusqu'à présent. Certes, nous approchons avec vous de plus en plus de la vérité, et vous aurez ainsi bien mérité de la science et des malades.

Car viendra le jour où il sera démontré et devenu incontestable que la grande source (et peut-être la source unique) de ces deux maladies, c'est la syphilis, acquise ou héréditaire. Et ce jour-là, enfin, nos hygiénistes modernes consentiront peut-être à comprendre qu'il serait vraiment temps d'opposer un frein aux envahissements si menaçants de la syphilis, comme aussi de soumettre à une étude approfondie tant et tant de questions que soulève cette peste moderne ; ne serait-ce, pour commencer, que celles du mariage des syphilitiques, du mariage des hérédo-syphilitiques, du traitement de l'hérédo-syphilis, etc.

Je souhaite, cher ami, que votre œuvre avance ce jour si ardemment désiré ; elle y contribuera, je n'en doute pas.

Amitiés cordiales.

Alfred Fournier.

ÉTUDES

SUR

LA PARALYSIE GÉNÉRALE

ET SUR

LE TABES

ÉTIOLOGIE – CLINIQUE – TRAITEMENT

PAR MM.

PAUL SPILLMANN

PROFESSEUR DE CLINIQUE MÉDICALE
CORRESPONDANT DE L'ACADÉMIE
DE MÉDECINE

MAURICE PERRIN

ANCIEN·CHEF DE CLINIQUE MÉDICALE
A LA FACULTÉ DE MÉDECINE
DE NANCY

I.

Le rôle de la syphilis dans l'étiologie de la paralysie générale (1).

La discussion des rapports de la syphilis et de la paralysie générale a repris un intérêt d'actualité depuis que M. le professeur Fournier, dans une importante communication à l'Académie de médecine, a de nouveau affirmé le lien qui unit celle-ci à celle-là ; les partisans de cette doctrine si féconde en conclusions pratiques et ses adversaires (2)

---

(1) Extrait de la *Province médicale* du 21 avril 1906, page 181.

(2) *Académie de médecine* (Séances des 21 février, 7 et 14 mars 1905).

ont produit tour à tour leurs documents, groupant ainsi un nombre imposant de faits qui pourront servir un jour à l'établissement de la doctrine définitive.

Nous voulons apporter notre pierre à cet édifice en exposant sommairement les résultats d'une enquête que nous avons faite sur les antécédents de soixante-dix-neuf paralytiques généraux (1). Cinquante-huit d'entre eux ont été observés à la Clinique médicale de l'un de nous (P. Spillmann) et les vingt et un autres en ville. Ce nombre de soixante-dix-neuf s'est trouvé en fait réduit à soixante-quinze, quatre malades ayant été amenés à une période très avancée, sans renseignements précis, ce qui n'a pas permis d'en tenir compte.

*
* *

Au point de vue de l'âge des malades, au moment des *premiers symptômes révélateurs* de la méningo-encéphalite, nous avons pu recueillir des renseignements précis pour soixante-quinze malades. Chez eux le début apparent a eu lieu aux âges que voici :

```
à 26 ans 2 fois (chez 2 femmes)
   27  —  1   —
   28  —  1   —
   29  —  2   —
   30  —  1   —  (chez 1 femme)
```

----

(1) Trente de ces malades ont fait l'objet de la thèse du docteur Georges Dengler : *Syphilis et paralysie générale* (Nancy, 25 mars 1893, 96, pages). Nous renvoyons à ce travail et aux traités classiques pour l'historique de la question.

```
à 31  ans  1  fois.
   32   —   4   —
   33   —   3   —
   34   —   4   —  (dont 1 femme)
   35   —   5   —  ( —   1   — )
   36   —   4   —
   37   —   5   —  (dont 2 femmes)
   38   —   3   —
   39   —   6   —
   40   —   5   —
   41   —   3   —
   42   —   4   —
   43   —   4   —
   44   —   3   —
   45   —   2   —
   46   —   1   —
   47   —   2   —
   48   —   2   —  (dont 1 femme)
   49   —   2   —
   50   —   1   —
   52   —   1   —
   53   —   2   —
   57   —   1   —
```

Ces chiffres exprimés par le graphique de la fig. 1 (page 5) montrent que dans la majorité des cas, la maladie a débuté entre trente-deux et quarante-cinq ans, c'est-à-dire à l'époque où l'homme doit fournir son maximum de « rendement ». Nous n'avons pas besoin d'insister sur l'importance sociale de cette constatation et sur les conséquences funestes que peut avoir l'apparition de la paralysie générale d'un individu sur l'avenir d'une famille ou d'une entreprise. La mort du malade serait souvent moins nuisible pour son entourage que son existence désormais lamentable.

Les **professions** des malades étaient les plus variées et nous croyons inutile de les énumérer ici, n'ayant pu en déduire aucune conclusion formelle. Notons seulement que sur sept manœuvres ou journaliers, deux étaient précédemment l'**un** meunier, l'autre contremaître d'usine; la maladie les avait fait déchoir. Quatorze malades s'adonnaient à des travaux intellectuels; et la plupart des ouvriers de diverses catégories sur lesquels nous avons pu être documentés nous ont paru avoir une vie cérébrale plus intense que celle de la moyenne des ouvriers de même condition.

Nous ne décrirons point les **formes cliniques** observées: nous avons vu des exemples de tous les types connus. Quant à la date d'observation des malades, elle a varié de quelques semaines à plusieurs années après le début; un certain nombre de paralytiques généraux nous ont été amenés à la période ultime : c'est ce qui explique pourquoi les relevés étiologiques n'ont pu être faits que pour 75 malades.

Sept fois, c'est-à-dire dans un cas sur onze, la paralysie générale s'était développée chez des malades précédemment tabétiques (six hommes, une femme), tous anciens syphilitiques.

Un mot seulement sur les **essais thérapeutiques** tentés : un traitement intensif mercuriel et ioduré a été appliqué à tous les malades. Il a été continué peu de temps chez la plupart des malades d'hôpital, évacués sur un asile après quelques jours. Une trentaine de malades ont été bien traités. Six observations accusent une amélioration très légère ou l'atténuation d'un symptôme.

Deux autres mala-
des, traités dès le
début, ont eu des
rémissions assez
longues : quinze
mois chez un
homme de 42 ans
et un an chez un
professeur de
39 ans qui a pu,
pendant ce laps de
temps, reprendre
son enseigne-
ment ; mais rien
n'a pu enrayer la
reprise ultérieure
des accidents.

Nous sommes
donc bien désar-
més contre la pa-
ralysie générale et
ces cas exception-
nellement favora-
bles n'infirment
pas la règle géné-
rale : que le trai-
tement spécifique
ne guérit pas la
paralysie géné-
rale.

*
* *

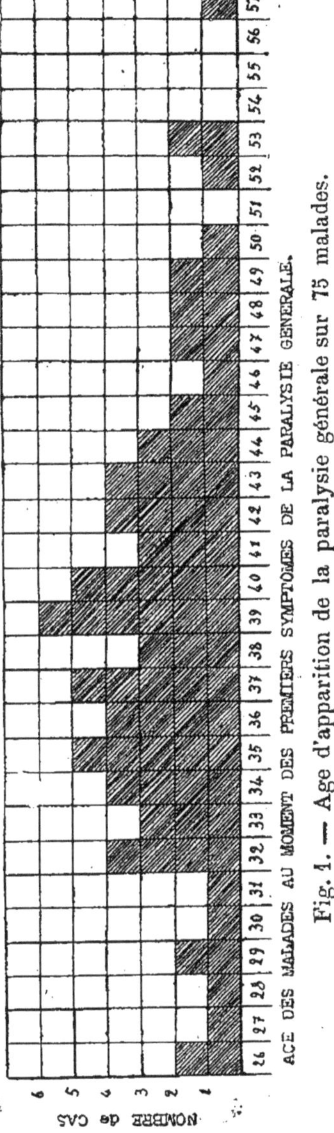

Fig. 1. — Age d'apparition de la paralysie générale sur 75 malades.

Interrogeons maintenant le passé des
75 malades sur lesquels nous sommes documentés et cherchons dans leurs **antécédents**

la proportion des divers facteurs étiologiques qui peuvent être invoqués comme cause de leur paralysie générale.

I. Fréquence de la syphilis. — L'enquête a établi l'existence ou l'absence de la syphilis de la façon suivante :

Syphilis avouée, 49 fois ;

Syphilis niée et cependant prouvée, 11 fois ;

Syphilis probable, 8 fois ;

Syphilis absente ou non trouvée, 6 fois ;

Pas de renseignements (alcoolique, amnésie complète), 1 fois.

Pour admettre la syphilis comme *prouvée* malgré les dénégatious, nous n'avons tenu compte que de faits indiscutables comme ceux-ci, relevés dans les antécédents, dans l'examen du malade ou dans l'enquête faite parmi les personnes de son entourage :

Cicatrice d'un chancre coexistant avec des cicatrices de syphilides serpigineuses ou d'ecthyma et exostoses ; attaques épileptiformes enrayées par le traitement ; hémiplégie antérieure guérie par le traitement ; aveu d'une érosion et lésions d'hérédo-syphilis chez l'enfant du malade ; affirmation d'un médecin qui avait soigné les accidents secondaires du malade ; contamination de la femme (3 cas) avec lésions chez celle-ci et stérilité ou série de fausses couches ; récit d'un parent qui, quinze ans auparavant, avait accompagné le malade chez Ricord dont le diagnostic était formel (1).

----

(1) Quatre des huit femmes atteintes de paralysie générale rentrent dans la catégorie des malades certainement syphilitiques (aveu ou preuves) et trois dans celle des ma-

Nous avons étiqueté *syphilis probable* des cas où nous avons trouvé : série de fausses couches, polymortalité infantile ; prostitution ancienne en maison (1 cas), ou clandestine (2 cas) ; cohabitation depuis longtemps avec une femme syphilitique ; souvenir de céphalée à prédominance nocturne avec asthénie et enrouement.

Pour que nos conclusions ne puissent être discutées, nous n'avons pas voulu passer outre aux dénégations des malades dans deux cas où nous avons trouvé une cicatrice sur le gland sans autres signes, et dans d'autres où on nous a signalé une ou deux fausses couches, la mort d'un enfant par convulsions, ou séjour de 18 ans comme militaire en Algérie. Ces cas ont été classés parmi les syphilis *non trouvées*.

Malgré notre sévérité pour l'admission des symptômes révélateurs de syphilis sur les 74 cas pour lesquels nous avons eu des renseignements nets, nous trouvons la syphilis certaine dans 60 cas et probable dans 8 autres. Le pourcentage est donc le suivant :

Syphilis certaine, 81,08 p. 100 ;
Syphilis certaine ou probable, 91,88 p. 100.

La proportion de syphilis certaine dans quatre cinquièmes des cas se retrouve dans les statistiques de Strumpell, Mendel, Mac Dowall, Bonnet, Régis, Fournier, Raymond, etc. La proportion est toujours plus

---

lades probablement syphilitiques. L'une des premières était une cuisinière de 30 ans 1/2 dont la syphilis remontait à 3 ans seulement et chez laquelle des symptômes de tabes précédèrent de quelques mois ceux de la paralysie générale.

forte dans les statistiques des hôpitaux que dans celles des asiles publics, et plus forte encore en clientèle ou dans un asile privé (1). Ces divergences tiennent à la façon différente dont les malades s'observent selon leur situation sociale et à la période de la maladie à laquelle ils sont examinés et interrogés par le médecin.

Un point intéressant de la question est l'*intervalle* qui s'est écoulé *entre la date de l'infection syphilitique et le début apparent de la paralysie générale*. Quarante-sept fois nous avons pu le connaître exactement. Voici les chiffres trouvés, en regard desquels nous mettons ceux de M. Fournier relatifs à 112 cas (voir aussi fig. 2) :

Début dans la	Notre statistique	M. Fournier
3ᵉ année de la syphilis	1 cas	1 cas
4ᵉ — —	1 —	3 —
5ᵉ — —	1 —	0 —
6ᵉ — —	1 —	7 —
7ᵉ — —	3 —	8 —
8ᵉ — —	2 —	10 —
9ᵉ — —	2 —	10 —
10ᵉ — —	7 —	15 —
11ᵉ — —	5 —	12 —
12ᵉ — —	3 —	11 —
13ᵉ — —	2 —	5 —
14ᵉ — —	3 —	7 —
15ᵉ — —	1 —	6 —
16ᵉ — —	1 —	2 —
17ᵉ — —	2 —	2 —
18ᵉ — —	2 —	5 —
19ᵉ — —	1 —	3 —
20ᵉ — —	2 —	2 —

(1) Chez nos 58 malades d'hôpital, la syphilis, certaine dans 40 cas et probable dans 8, n'a pas été trouvée chez 10 malades; en ville, elle a été trouvée 20 fois sur 21 malades.

21e année de la syphilis	2 cas	0 cas
22e — —	1 —	0 —
23e — —	0 —	2 —
24e — —	0 —	1 —
27e — —	1 —	0 —
28e — —	1 —	0 —
30e — —	1 —	0 —
36e — —	1 —	0 —
	47 cas	112 cas

Nous pouvons adopter la conclusion de M. Fournier : « La paralysie générale commence à entrer en scène, du moins pour une proportion numérique importante, avec la sixième année de la syphilis ; elle bat son plein de la sixième à la douzième année, atteignant un fort maximum vers la dixième. »

La durée d'incubation, selon von Krafft-Ebing, serait de 5 à 15 ans et, selon M. Régis, de 12 à 13 ans en moyenne.

Dans une enquête récente (1), C.-T. Hansen et P. Heiberg concluent que les malades contractent la syphilis le plus souvent entre la 22e année 1/2 et la 32e année 1/2 et que la paralysie générale apparaît le plus souvent de 35 à 44 ans, soit après un intervalle de douze ans 1/2 en moyenne. P. Heiberg a vu le maximum des décès par la paralysie générale survenir quinze ans après une épidémie de syphilis à Copenhague.

En ce qui concerne la *gravité de l'infection syphilitique, aucun* de nos 68 anciens syphilitiques devenus paralytiques généraux n'avait présenté une syphilis maligne ou

____

(1) C.-T. HANSEN et P. HEIBERG. A quel âge s'acquiert le plus souvent la syphilis et à quel âge éclate le plus souvent la paralysie générale. (*Revue neurologique*, 1900, p. 496.)

simplement grave. Tous avaient eu des manifestations d'*intensité moyenne ou légère*,
mais tous, sauf peut-être l'ancien malade de
Ricord, s'étaient soignés négligemment et
pendant un laps de temps qui n'a ordinairement pas dépassé quelques mois pour les
malades d'hôpital. Le traitement de la presque totalité de ces syphilis a donc été un
traitement insuffisant.

**II. Autres étiologies associées ou non à la
syphilis.** — En dehors de la syphilis, existant
avec elle ou sans elle, nous avons trouvé
dans les 75 observations documentées au
point de vue des antécédents les influences
suivantes :

Hérédité nerveuse.	18
Hérédité congestive	6
Enfants d'alcooliques	3
Dégénérés divers.	6
Alcoolisme personnel	23
Maladies infectieuses	6
Tabagisme intense	4
Saturnisme.	1

Ces diverses autres causes constituent un
total de 67 unités, leur influence *totalisée*
intervient donc dans une proportion déjà
moindre que la syphilis seule. Mais il faut
remarquer que trente-trois fois il s'agit de
facteurs étiologiques héréditaires (hérédité
nerveuse, 18 ; hérédité congestive, 6 ; enfants d'alcooliques, 3 ; dégénérés divers, 6),
relevés aussi bien chez les syphilitiques que
chez les malades non reconnus comme tels.
Il ne reste donc comme facteurs étiologiques *acquis* que 34 *unités*, ce qui abaisse le

pourcentage à 45,33 p. 100 pour l'influence *totalisée* de ces 34 unités (dont quelques-unes d'ailleurs pourraient être discutées). L'influence de chaque cause considérée isolément est naturellement plus faible encore ; nous n'en établirons pas ici le pourcentage, afin de ne pas nous encombrer de chiffres,

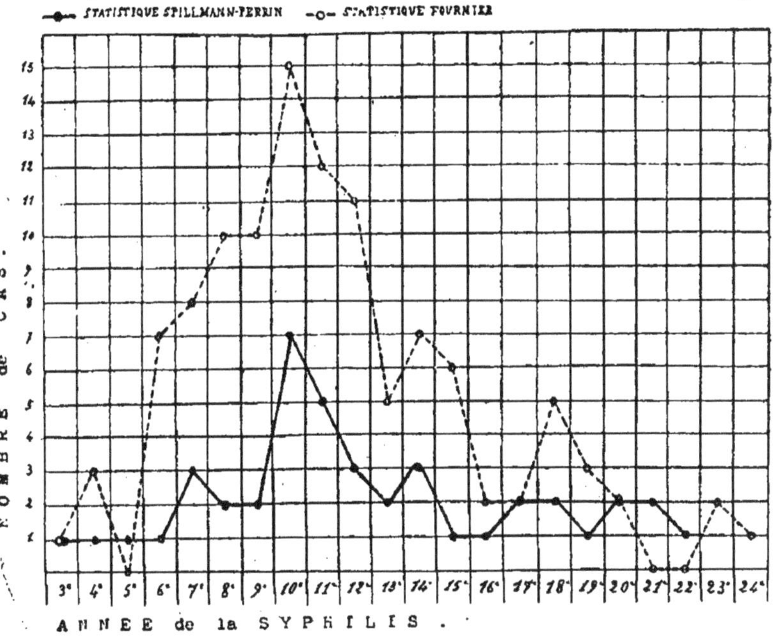

Fig. 2. — Intervalle entre la date de l'infection syphilitique et le début apparent de la paralysie générale. (Ce graphique ne comprend pas les 4 cas survenus après 27, 28, 30 et 36 ans.)

disons seulement qu'il ne dépasse pas 30,66 p. 100 pour l'alcoolisme personnel, le plus fréquent de ces autres facteurs étiologiques.

Toutes ces causes tiennent donc une place bien moins importante que la syphilis

dans les antécédents des paralytiques généraux.

**III. Groupements des facteurs étiologi-
ques.** — Si maintenant nous étudions comment la syphilis et les autres facteurs étiologiques se combinent entre eux dans les
antécédents des paralytiques généraux, nous
trouvons les chiffres suivants :

Syphilis seule	certaine............ 23		30
	probable............ 7		
Syphilis et hérédité	h. nerveuse........ 10		
	h. congestive...... 4		
	dégénérés.......... 2		17
	enfants d'alcoolique 1		
Prédisposition héréditaire seule...............			2
Alcoolisme personnel seul.................			1
Alcoolisme et syphilis.........................			8
Alcoolisme et hérédité congestive....			2
Alcoolisme, syphilis et hérédité...............			5
Syphilis et fièvre typhoïde...................			1
Syphilis, fièvre typhoïde et paludisme.........			1
Syphilis, alcoolisme et scarlatine.............			1
Syphilis, alcoolisme et tabagisme.............			1
Syphilis, alcoolisme, tabagisme et hérédité.....			1
Syphilis, alcoolisme, saturnisme et hérité.....			1
Syphilis, tuberculose et hérédité.............			1
Syphilis, alcoolisme, tuberculose, tabagisme et hérédité..................................			1
Alcoolisme et tabagisme......................			1
Fièvre typhoïde chez une fille d'alcoolique.....			1
			75

La lecture de ces chiffres montre que
dans ces groupements étiologiques, c'est encore la syphilis qui reste de beaucoup l'élément dominant, l'hérédité venant en seconde
ligne et ayant le plus souvent pour effet de

préparer les voies à l'action de la syphilis. M. le profssseur Raymond (1) considère comme important ce rôle du terrain, de la prédisposition héréditaire : les paralytiques généraux sont des individus dont le cortex amoindri serait susceptible d'un fonctionnement normal sans l'intervention de la syphilis qui suffit pour entraîner la production des lésions.

*
* *

La syphilis nous apparaît donc comme étant la plus fréquente des tares qui, trouvées dans le passé des paralytiques généraux, peuvent expliquer le développement de leur maladie. Existant certainement dans 81 p. 100 des cas (92 p. 100 avec les cas où elle est très probable), elle laisse bien loin derrière elle tous les autres facteurs étiologiques : ceux-ci, en effet (si on laisse de côté la prédisposition héréditaire qui se rencontre dans le passé des syphilitiques comme dans celui des autres malades), n'ont été trouvés en les réunissant tous que dans 45 p. 100 des cas, et pour l'alcool, le moins rare de tous, dans 31 p. 100 seulement. La fréquence de la syphilis est telle qu'il est impossible de ne lui assigner qu'un rôle secondaire dans l'étiologie de la paralysie générale. Et son absence, apparente ou réelle dans quelques cas, ne peut aller à l'encontre de la conviction qu'entraîne la constatation de sa présence chez la très grande majorité des ma-

---

(1) *Académie de médecine*, 7 mars 1905 ; et *Cliniques*, passim.

lades. La paralysie générale est l'apanage à peu près exclusif des syphilitiques ; les chances de devenir paralytique général sont nulles ou extrêmement faibles pour tout individu qui n'a été touché ni par la syphilis acquise, ni par la syphilis héréditaire (1).

Nous concluons donc formellement que la paralysie générale est habituellement sous la dépendance de la syphilis des malades, *qu'elle est une affection parasyphilitique.*

Cela n'implique pas que les lésions histologiques de la paralysie générale soient de nature syphilitique ou qu'elles doivent obéir au traitement mercuriel ou ioduré. Les documents anatomiques, très intéressants d'ailleurs, de M. le Prof. Joffroy et de M. Lancereaux ne prouvent rien, à notre avis, contre l'évidence étiologique; et l'échec ordinaire du traitement de la paralysie générale confirmée n'est pas davantage un argument décisif.

La pathologie nous offre bien des exemples de rapports analogues à ceux de la syphilis et de la paralysie générale. En voici deux très démonstratifs.

Une myocardite se développe sans raison apparente quelques années après la variole

---

(1) Nous n'avons voulu faire état dans ce travail que de nos observations personnelles. Notre conviction est d'ailleurs renforcée par d'autres arguments et notamment par l'étude de la paralysie générale juvénile dont trois exemples ont été observés à l'hôpital de Nancy, à la clinique de M. Haushalter. Ces trois cas, tous trois d'origine syphilitique, ont servi de base à la thèse du docteur Ch. Thiry (*De la paralysie générale dans le jeune âge*, Nancy 1898, 132 p.). Comme MM. Raymond, Régis, Fournier, etc., il conclut, en se basant sur soixante-sept observations de paralysie juvénile, à la doctrine de l'origine syphilitique de la paralysie générale.

où après une atteinte de fièvre typhoïde;
personne ne songera à mettre en doute l'influence étiologique de l'infection antérieure
et à s'étonner de ce que cette myocardite
n'est pas influencée par le traitement et la
diététique applicables à la dothiénentérie ou
à la variole.

Un enfant, convalescent d'angine à bacille
de Lœffler, présente une paralysie du voile
du palais avec ou sans polynévrite diffuse.
De ce qu'il n'a plus de bacilles dans son
pharynx et de ce que les autopsies prati-
quées dans des cas de ce genre n'en montrent ordinairement pas dans le bulbe ou
dans les gaines des nerfs, conclura-t-on
qu'il ne s'agit pas de paralysie diphtérique
et trouvera-t-on singulier que le sérum de
Behring-Roux n'ait aucune action sur les
lésions dégénératives? (1).

Non évidemment. Et pourquoi donc, si on
admet que la variole, la fièvre typhoïde et
la diphtérie (pour ne parler que de ces trois
infections) sont capables de faire dans certains organes des lésions qui ne sont en rien
semblables aux pustules, aux infiltrations
lymphoïdes ou aux pseudo-membranes, pourquoi, disons-nous, se refuse-t-on à admettre
que la syphilis puisse par ses toxines agir
sur l'écorce cérébrale? Pourquoi refuse-t-on
à ses toxines une action élective sur ce ter-
ritoire, alors qu'on reconnaît celle des
toxines variolique ou typhoïdique sur le
myocarde et celle de la toxine diphtérique

____

(1) Le sérum peut être néanmoins utile comme médica-
ment antitoxique.

sur les nerfs périphériques ou sur les noyaux bulbaires? Et pourquoi veut-on que le mercure agisse toujours efficacement sur les lésions para-syphilitiques, alors qu'on admet sans étonnement l'impuissance du traitement des infections contre les lésions para-varioliques, para-éberthiennes ou para-angineuses?

Quant à l'objection qu'on veut tirer de la rareté de la paralysie générale dans des pays peu civilisés où la vérole serait très répandue, elle nous paraît ne pas résister à cette remarque que précisément il s'agit de pays *peu civilisés*. Les conditions de vie intellectuelle si inégales, l'absence de tout surmenage cérébral dans ces pays, est une explication très satisfaisante et très suffisante de la différence de fréquence de la paralysie générale entre ces pays et le nôtre.

Nous croyons donc nos conclusions bien fondées.

Ceci posé, nous tenons à dire que, pour les cas où la syphilis n'a pas été trouvée, nous admettons volontiers que d'autres infections ou que certaines intoxications peuvent agir *comme elle* sur l'écorce cérébrale; cela est d'ailleurs exceptionnel, si l'on se rapporte aux chiffres précités, mais elles le peuvent, comme des angines à streptocoques peuvent quelquefois donner des paralysies pharyngées calquées sur la paralysie diphtérique, ou comme des infections qui n'atteignent d'habitude pas le myocarde, l'érysipèle ou les oreillons, par exemple, peuvent exceptionnellement amener, à plus ou moins lointaine échéance, une myocardite chronique,

en tout semblable à celle que produirait la
variole ou la fièvre typhoïde.

Le moment est venu de tirer une conclusion pratique. Tout d'abord, travaillons toujours à améliorer le tempérament des individus, des nerveux et des dégénérés en particulier par l'hygiène qui leur convient,
afin de diminuer leurs chances de prédisposition. Déconseillons aux syphilitiques l'abus
du travail intellectuel et tout surmenage.
Surtout éclairons la société sur les dangers
de la syphilis; et lorsqu'un individu en est
atteint, faisons-le se soigner rationnellement,
puisque c'est la syphilis bénigne insuffisamment traitée qui est la grande pourvoyeuse
de la paralysie générale. Si nous ne pouvons
agir sur les lésions inguérissables de la
paralysie générale, diminuons-en du moins
la fréquence par une bonne prophylaxie :
ainsi nous rendrons service non seulement
aux malades, mais à tous ceux qui seraient
victimes par contre-coup.

II.

Des lésions syphilitiques en évolution au cours des affections parasyphilitiques (1).

Les faits de coïncidence de tabes ou de paralysie générale et de syphilides cutanées en évolution sont rares et présentent un réel intérêt au point de vue de la pathologie générale, en raison de l'interprétation qu'ils comportent.

Voici un premier cas observé par nous.

Un typographe, âgé de quarante-trois ans, est amené à la clinique au mois de février 1906 pour des troubles mentaux remarqués depuis quelques mois par son entourage.

Né de parents très nerveux, cet homme a contracté la *syphilis* vers l'âge de vingt ans ; le chancre aurait duré plus de deux mois et a laissé une cicatrice blanchâtre à la partie inférieure du gland, près du frein. A cette époque le malade se serait *soigné pendant trois mois* par l'ingestion de pilules. Autant qu'on peut en juger par ses réponses assez vagues, quand il a eu cet accident, sur l'existence duquel il est très affirmatif, il était militaire ; il a terminé son service comme pompier de Paris. Il n'a plus suivi de traitement depuis cette époque. Il exerce depuis sa libération la profession de *typographe* (compositeur).

Il s'est marié il y a cinq ans, à l'âge de trente-huit ans. Sa femme est bien portante. Un *premier enfant* est actuellement âgé de quatre ans et bien portant. La *seconde grossesse*, postérieure en date aux accidents palmaires dont nous allons parler, s'est terminée à huit mois, par l'expulsion d'un

(1) Extrait de la *Province médicale* du 1er septembre 1906, page 413.

enfant qui succomba le troisième jour et qui ne pesait que 1.300 grammes.

C'est *il y a dix-huit mois*, c'est-à-dire à l'automne de 1903, que le malade présenta, *à la paume des mains*, des lésions rapidement extensives, et stationnaires depuis lors. Ces lésions sont caractérisées par un épaisissement très marqué de l'épiderme palmaire, qui est dur et crevassé au niveau des plis, formant des fissures profondes et gênantes. Il est évident qu'il s'agit là d'une variété de syphilide palmaire psoriasiforme tardive et rebelle, diagnostic qui sera confirmé plus tard par le traitement. Jusqu'ici le malade n'a fait que des applications locales de diverses pommades, sans résultat.

Quelques mois après le début de cette lésion palmaire, survint chez la femme du malade la seconde grossesse, celle qui se termina par l'expulsion à huit mois, en octobre 1905, d'un enfant relativement très petit : la syphilis paternelle, qui était rentrée en scène par une manifestation cutanée, avait certainement exercé son influence sur le développement de ce fœtus.

C'est peu de temps après cet accouchement, à peu près il y a cinq mois, que l'entourage du malade remarqua les *troubles de la parole* pour lesquels on amène le malade à la clinique. Presque en même temps il devint maladroit dans son travail de compositeur.

En l'examinant (février 1906) on est frappé de l'aspect inerte, indifférent, de son visage. Ses réponses montrent une parole traînante, avec achoppement des mots et omission de syllabes. La langue présente des tremblements fibrillaires. La mémoire est très diminuée, le malade ne dit pas exactement son âge ni la date. Il ne répond à la question posée que si on insiste, car il suit son idée, racontant avec loquacité une foule de choses qui n'ont aucun rapport avec ce dont il s'agit, et faisant des digressions à perte de vue. Il n'apprécie plus la valeur de ses paroles, racontant à qui veut l'entendre les détails du dernier accouchement et de la mort du petit enfant ; il n'en paraît pas ému. Son caractère est inégal ; il est irritable et s'agite par exemple parce qu'il attend trop longtemps un tramway qu'il doit prendre.

La sensibilité est légèrement émoussée. Les réflexes sont presque abolis ; pas de troubles de la marche. Les pupilles sont punctiformes, réagissent très peu à la lumière et à l'accomodation. Le malade est inhabile; en « composant » il omet fréquemment des lettres ou même des mots. Son écriture est régulière, mais il omet des mots ou des lettres, même lorsqu'il copie.

Nous avons présenté ce malade à la *Société de médecine de Nancy* le 28 mars 1906 (1) après quatre semaines de *traitement intensif.* Sous l'influence de ce traitement, les placards épidermiques de la main *ont diminué* d'épaisseur et leur étendue est un peu moindre que précédemment ; cette syphilide cutanée était donc manifestement influencée par le traitement. Quant aux troubles psychiques, ils l'étaient peu; cependant on remarquait que le malade était moins irritable et moins loquace.

Actuellement (juillet 1906), l'amélioration de cette syphilide palmaire s'est encore accentuée, son étendue est très diminuée, les placards épidermiques ont une épaisseur bien moindre, l'épiderme est redevenu sain au niveau des plis.

A côté de ce cas où il s'agissait d'un paralytique général, nous pouvons placer l'observation encore inédite d'un *ataxique,* actuellement en traitement à la clinique, atteint de syphilides serpigineuses de la peau et que nous avons présenté à la *Société de médecine de Nancy*, le 6 juin 1907.

D..., âgé de quarante-huit ans, brasseur, bien constitué, entre à la clinique médicale du professeur Spillmann le 23 mai 1906 pour des douleurs et des troubles de la marche. Son père est mort asthmatique

---

(1) *Revue médicale de l'Est*, 15 mai 1906, p. 807.

à soixante-douze ans, sa mère est morte d'accident. Un de ses frères est mort subitement, un autre est bien portant ; une sœur, âgée de cinquante-six ans, est hémiplégiée.

N'ayant pas eu de maladies antérieures, D... contracta la *syphilis à l'âge de vingt et un ans*, au début de son service militaire : le chancre, compliqué de phimosis, siégeait à la partie inférieure du gland où on voit encore sa cicatrice. Le malade fut traité pendant un mois par des bains locaux de sublimé et absorba, pour tout traitement général, *trois pilules* de protoiodure. Il se souvient d'avoir eu de la roséole et des syphilides papuleuses, très abondantes sur les membres inférieurs. C'est à cette époque qu'il commença à faire des *excès de boisson*, que sa profession d'ouvrier brasseur ne fit que développer. Son *travail* était très pénible et exigeait des efforts musculaires soutenus.

Il s'est *marié*, trois ans après avoir contracté la syphilis et a eu quatre enfants espacés de deux en deux ans : trois seraient bien portants ; le deuxième est mort, à l'âge de onze mois, il eut des convulsions et resta hémiplégié pendant six semaines au bout desquelles il succomba, sans doute par suite d'une nouvelle convulsion (on le trouva mort dans son lit le matin).

D... présenta ses premières *douleurs lancinantes et fulgurantes* à l'âge de trente-quatre ans, en 1892, treize ans après le chancre. Elles se renouvelèrent de temps en temps ; il n'y attacha pas d'importance et prit divers médicaments analgésiques, sans résultat. Il continua son travail jusqu'en 1901, mais depuis 1898 il présente des troubles de la marche (un peu de projection des jambes en avant) et de la station (impossibilité de marcher et de se tenir debout dans l'obscurité).

Il y a cinq ans, en 1901, il interrompit son travail en raison d'un *mal perforant plantaire* pour lequel il resta alité pendant plusieurs mois dans un service de chirurgie : la lésion débuta à la racine du gros orteil gauche et ne s'arrêta qu'après avoir perforé toute l'épaisseur de l'orteil ; elle finit par guérir sous l'influence du repos et de pansements au

sublimé. On en voit encore actuellement les cicatrices sur les deux faces de l'orteil.

Il reprit son travail, ayant toujours les troubles de
la marche et de la station mentionnés ci-dessus et
des douleurs lancinantes et fulgurantes.

Depuis quelques mois, sans qu'il puisse préciser
la date, *ces symptômes ont augmenté* et un *nouveau
mal perforant* s'est montré à la face plantaire du
gros orteil droit. D... entre à la clinique le 23 mai
1906.

C'est un homme bien constitué, un peu amaigri.
Il se plaint de violentes *douleurs*, lancinantes et fulgurantes, survenant fréquemment dans les membres
inférieurs et de douleurs en ceinture. Tous les mouvements sont possibles, la force musculaire est con-
servée, mais il existe de *l'incoordination* dans la
marche qui s'accompagne de talonnement et dans
les mouvements commandés des membres inférieurs.
Hypotonie musculaire. Pas de troubles objectifs de
la sensibilité cutanée. Les *réflexes* achilléens et rotu-
liens et les réflexes cutanés sont abolis. *Analgésie
testiculaire* à la pression. *Signe de Romberg. Signe
d'Agyll-Robertson.* Léger tremblement fibrillaire de
la langue. Pas de troubles appréciables aux membres supérieurs sauf un peu d'hypotonie musculaire.

L'auscultation révèle un éclat diastolique à l'aorte
Le tube digestif fonctionne régulièrement d'ordi
naire ; mais le malade a eu autrefois des pituites
matinales habituelles, il en a moins depuis quelque
temps, ayant beaucoup moins bu depuis quatre ou
cinq ans.

Depuis sept ans environ, le malade présente souvent de la paresse de la vessie, avec, par périodes,
des urines nocturnes involontaires.

Le pied gauche présente à la base du gros orteil
les deux cicatrices du *mal perforant* d'il y a cinq ans ;
et on constate à la face plantaire du gros orteil droit,
au niveau du côté externe de l'articulation méta-
tarso-phalangienne un *nouveau mal perforant*, caractérisé par une dépression cupuliforme, à fond irré-
gulier, laissant suinter un liquide séro-purulent ;
cette ulcération presque indolore a été précédée d'un

durillon douloureux pendant un temps que le malade ne peut préciser.

Si nous arrêtions ici cette observation, ce serait le
tableau banal d'un tabes dorsalis à type inférieur,
d'évolution lente. Mais ce n'est pas tout, et l'examen
complet du malade a révélé d'*autres lésions* dont il
ne se plaignait pas, qu'il ne signalait pas dans le
récit des faits antérieurs à notre examen.

C'est tout d'abord une *exostose* du volume d'une
grosse amande sur la partie moyenne de la clavi-
cule droite : le malade ignore quand et comment s'est
produite cette lésion.

Ce sont aussi des *lésions cutanées*, plus intéressantes, celles-ci, parce qu'elles sont encore en évolution.

Peu de temps après ses premières douleurs fulgurantes, à la fin de 1892 ou au bout de 1893, le malade présenta sur les deux *fesses* et sur la région antérieure des deux *jambes* des *éruptions circinées* qui
se sont déplacées lentement de proche en proche,
laissant après elles des *cicatrices* légèrement pigmen-
tées et à peine déprimées, encore visibles actuellement ; après avoir résisté à divers traitements locaux, ces lésions ont fini par s'arrêter au bout de
huit mois environ. Notons en passant qu'à côté de
ces cicatrices en existent quelques autres, banales,
résultant de petits traumatismes.

Au moment de la disparition de ces lésions, d'*autres sont survenues sur les coudes* : il s'agissait d'abord
d'un placard de la dimension d'une pièce de 1 ou de
2 francs, indolore. Puis la lésion s'est étendue du
côté de l'avant-bras, guérissant en son centre et sur
le bord opposé ; et une bande incurvée se déplaça
en progressant très lentement. A droite le processus
s'est arrêté il y a six mois environ, à gauche il
évolue encore. Des deux côtés, on constate actuellement une *région cicatricielle*, légèrement déprimée et
assez fortement *pigmentée* en brun, s'étendant du
sommet du coude jusqu'au milieu de l'avant-bras,
sur toute la largeur de la face dorsale de celui-ci ;
les bords de la cicatrice sont partout formés de frag-
ments de circonférence de divers diamètres ; à
gauche, au niveau de la partie moyenne de l'avant-

bras, *la lésion serpigineuse progresse encore*; il y a là une bande fortement incurvée à convexité dirigée vers le poignet, et formée de trois arcs juxtaposés bout à bout, mais presque dans le prolongement l'un de l'autre. L'ensemble constitue un croissant dont les extrémités sont à environ 7 centimètres l'une de l'autre et dont la flèche mesure 5 centimètres : les éléments constitutifs sont des nodules, au nombre d'une quinzaine, peu saillants, ressemblant extérieurement à des papules de coloration rouge cuivré, recouverts de squames épidermiques; l'infiltration dermique est peu profonde comme cela est de règle dans les formes lentes de syphilides serpigineuses. L'aspect des lésions cutanées, comme leur histoire, justifie le diagnostic de *syphilide tuberculo-squameuse serpigineuse*, évoluant et progressant lentement : leur principal intérêt réside dans leur existence chez un ataxique.

Dès son entrée à la clinique (23 mai), le malade a été soumis à des injections de calomel; le 15 juin nous notons qu'il n'a plus eu de douleurs fulgurantes, mais un excès de boisson suivi d'ivresse passagère a ramené l'incontinence nocturne d'urines, qui s'est reproduite pendant cinq nuits consécutives. La lésion cutanée de l'avant-bras gauche a bien diminué : la plupart des nodules se sont affaissés et ont pâli, cinq ou six seulement font encore saillie, mais sont également moins élevés qu'au début. En fin juillet, la cicatrisation est complète. Cet effet du traitement confirmerait, s'il en était besoin, le diagnostic de la nature syphilitique de ces lésions cutanées observées au cours de la maladie de Duchenne.

Voilà donc un tabétique chez lequel des lésions cutanées tuberculo-squameuses sont survenues en divers points des téguments, dans la quatorzième année de sa syphilis, peu après ses premières douleurs fulgurantes. Elles ont évolué très lentement, et quand nous voyons, treize ans plus tard, le malade devenu ataxique, nous trouvons, en même temps que des cicatrices caractéristiques, une syphilide serpigineuse encore en évolution sur l'avant-bras gauche.

Ce cas est à rapprocher de ceux d'un malade de MM. Gaucher et Babonneix (1) qui présentait également une syphilide circinée tertiaire au cours du tabes, d'un autre tabétique de M. Gaucher (2) atteint de gomme présternale typique, d'une femme observée par MM. Raymond et Guillain (3) atteinte de tabes nettement confirmé et porteuse, au niveau de la main droite, de syphilides papuleuses crustacées, psoriasiformes, très caractéristiques, et aussi d'un tabétique étudié par MM. Brissaud et Oberthur (4), qui présentait une éruption syphilitique secondaire tardive.

Analogues aussi sont certaines observations de paralytiques généraux, porteurs, comme celui observé par nous en mars dernier, de syphilides cutanées en évolution : nous faisons allusion notamment à un malade de MM. Gaucher et Babonneix (5), qui présentait des syphilides palmaires, et à un autre, observé par MM. Pierre Marie et

---

(1) GAUCHER et BABONNEIX. Accidents syphilitiques en activité chez un tabétique et chez un paralytique général. (*Société médicale des hôpitaux de Paris*, 15 mars 1903).

(2) Hôpital Saint-Louis, 1906.

(3) F. RAYMOND et GUILLAIN. Association de tabes et des syphilides cutanées en évolution. (*Société médicale des hôpitaux de Paris*, 18 novembre 1904.)

(4) BRISSAUD et OBERTHUR. Un cas d'éruption secondaire tardive chez un tabétique. (*XVIe Congrès des aliénistes et neurologistes*, Lille, 1 à 7 août 1906.)

(5) GAUCHER et BABONNEIX, *loco citato*.

Pietkievicz (1), atteint de gomme du voile du palais.

Ces exemples récents suffisent à montrer que de semblables coïncidences sont possibles, mais *elles sont rares*, MM. Raymond et Guillain qualifient même de « tout à fait exceptionnels » les cas d'association de tabes ou de paralysie générale et de syphilides cutanées. Ils insistent sur l'importance qu'il y a de constater des lésions syphilitiques dans des cas de tabes au début, cette constatation pouvant imposer un diagnostic précoce pour le plus grand bien du malade, car on obtient alors d'ordinaire un résultat par la thérapeutique spécifique, tandis que la médication mercurielle ne semble donner que des résultats très précaires quand le processus tabétique évolue depuis longtemps et a créé dans la moelle des lésions scléreuses graves.

Chez notre malade, le traitement amènera peut-être une longue rémission, d'autant plus probable que chez lui le tabes évolue lentement, mais le processus de sclérose commencé il y a quatorze ans environ ne pourra certainement pas être enrayé dans son évolution anatomique. Il est bien évident que nos réserves sur le pronostic ne visent que les lésions médullaires, car les lésions cutanées ont été, nous l'avons dit, rapidement influencées par le traitement.

En ce qui concerne la valeur diagnostique

---

(1) P. MARIE et PIETKIEVICZ. Paralysie générale et accidents tertiaires évoluant et guérissant parallèlement. (*Société française de dermatologie et de syphiligraphie*, 8 décembre 1905.

des lésions syphilitiques en évolution chez les tabétiques ou chez les paralytiques généraux, une analogie s'impose : les très importantes recherches sur les anévrysmes que M. G. Etienne a faites à la clinique du professeur Spillmann (1) montrent entre autres choses que les lésions cutanées, les syphilides palmaires tardives en particulier, sont fréquentes chez les malades atteints d'anévrysmes, et qu'elles constituent souvent un signe révélateur de l'étiologie de ces anévrysmes. Ici, comme dans les affections nerveuses parasyphilitiques, ces lésions cutanées peuvent être « providentielles » pour le malade, lorsque son médecin, hésitant à accepter d'emblée l'origine syphilitique des maladies en question, a besoin d'un signe de certitude manifeste pour se décider à prescrire une thérapeutique spécifique intensive.

Certains auteurs ont voulu nier l'origine syphilitique du tabes ou de la paralysie générale en se basant sur la coïncidence de lésions histologiquement syphilitiques et des lésions propres de ces affections dans les centres nerveux : l'argument nous paraît porter à faux, et si nous nous y arrêtons, c'est que la même objection pourrait être faite à propos des lésions cutanées dont nous venons de parler. Dans l'état actuel de nos connaissances, l'anatomie pathologique microscopique ne peut dire que les lésions de la paralysie générale ou du tabes sont

---

(1) G. ETIENNE. Des anévrysmes dans leurs rapports avec la syphilis. (*Annales de dermatologie et de syphiligraphie,* 1er janvier 1897.)

des lésions syphilitiques, mais la clinique permet d'affirmer que ces affections sont habituellement, sinon toujours, *d'origine syphilitique* (1) ; c'est-à-dire que la syphilis en détermine l'apparition grâce à ses toxines et à la déchéance organique qu'elle entraîne (qu'il faille ou non un terrain prédisposé ou l'intervention d'autres causes adjuvantes). Mais la syphilis, en exerçant son action indirecte sur l'axe encéphalo-médullaire, cesse-t-elle d'exister en tant que syphilis ? Et pourquoi ne pourrait-elle plus produire des lésions *de nature syphilitique* (gommes, syphilides circinées, lésions psoriasiformes) ? Ne voit-on pas le bacille d'Eberth, au cours d'une dothiénentérie, produire à la fois une myocardite par ses toxines et des ulcérations intestinales par sa pullulation même ? Il nous semble qu'au lieu de repousser énergiquement la notion de syphilis, il vaudrait mieux chercher à allonger rationnellement la liste des maladies qui en sont la conséquence, puisqu'elle est une des rares infections contre lesquelles nous sommes armés, et puisque nulle part mieux qu'ici, le malade ne peut bénéficier d'un soupçon capable de lui apporter un traitement souvent efficace, et une amélioration inespérée et impossible sans ce traitement.

---

(1) Voir les travaux classiques sur la question et les comptes rendus de l'Académie de médecine (1905). Voir aussi ci-dessus : Le rôle de la syphilis dans l'étiologie de la paralysie générale.

III.

Le rôle de la syphilis dans l'étiologie du tabes dorsalis (1).

Aux statistiques antérieurement publiées en vue d'établir les rapports du tabes dorsal avec la syphilis, nous venons aujourd'hui joindre la nôtre, basée sur l'étude de 105 cas. Parmi ces 105 malades, 78 ont été observés et traités dans le service de clinique médicale du professeur P. Spillmann, (soit qu'ils y soient venus directement, soit que l'un ou l'autre de nous les ai vus en ville précédemment) les 27 autres proviennent exclusivement de sa clientèle privée. Nous passerons en revue aujourd'hui les documents recueillis au point de vue étiologique et les enseignements qui en découlent, nous réservant de présenter ultérieurement les particularités cliniques intéressantes et les conclusions de notre pratique relativement au traitement et aux résultats qu'on peut en obtenir.

Les *premiers symptômes révélateurs* du tabes se sont montrés aux âges que voici, chez les 105 malades, qu'ils aient été obser-

____

(1) Extrait de la *Province médicale* du 6 novembre 1909, page 469.

vés dès le début par l'un ou l'autre de nous
ou que cet âge ait été établi rétrospectivement :

à 21 ans...... 1 fois (chez une femme).
   24 » ...... 1 »
   26 » ...... 1 »
   27 » ...... 1 »
   28 » ...... 1 » (chez une femme).
   29 » ...... 1 »
   30 » ...... 4 » (dont une femme
                          paralytique gé-
                          nérale).
   31 » ...... 2 »
   32 » ...... 6 » (dont une femme).
   33 » ...... 3 »
   34 » ...... 4 »
   35 » ...... 4 »
   36 » ...... 4 » (dont une femme).
   37 » ...... 5 »
   38 » ...... 6 » (dont une femme).
   39 » ...... 6 »
   40 » ...... 5 » (dont une femme).
   41 » ...... 6 »
   42 » ...... 4 »
   43 » ...... 4 »
   44 » ...... 4 » (dont une femme).
   45 » ...... 2 »
   46 » ...... 2 »
   47 » ...... 3 »
   48 » ...... 5 » (dont une femme).
   49 » ...... 3 »
   50 » ...... 3 »
   51 » ...... 2 »
   52 » ...... 3 »
   53 » ...... 3 »

54 « ...... 3 » (dont une femme).
55 » ...... 1 »
61 » ...... 1 »
63 » ...... 1 »

Nous résumons ces chiffres dans un graphique (fig. 3, p. 32) où nous les rapprochons de nos constatations antérieures relativement à l'âge de début de la paralysie générale progressive (1). On peut voir que la paralysie générale a débuté le plus souvent entre trente-deux et quarante-cinq ans, et que le début des cas de tabes est plus fréquent *à la même période de la vie* mais se montre encore pour un nombre appréciable de cas pendant une dizaine d'années plus tard. Notre statistique *concorde donc avec la donnée classique*, que le maximum des cas de tabes s'observe entre trente et quarante-cinq ans, mais elle paraît y apporter un léger correctif; nous devons dire cependant que ce sont les malades d'hôpital qui nous ont fourni les cas ayant débuté après quarante-cinq ans, et il est possible, pour une dizaine d'entr'eux, que la date établie rétrospectivement d'après l'interrogatoire soit basée sur des données inexactement fournies par les malades ou leur entourage.

Les professions étaient très variées, et se rapportent principalement à des occupations exigeant un travail physique ou la station debout prolongée ; mais il y a des exceptions, chez des bureaucrates, par exemple,

---

(1) P. Spillmann et M. Perrin. Le rôle de la syphilis dans l'étiologie de la paralysie générale. *Province médicale* (n° 16, 21 avril 1906.)

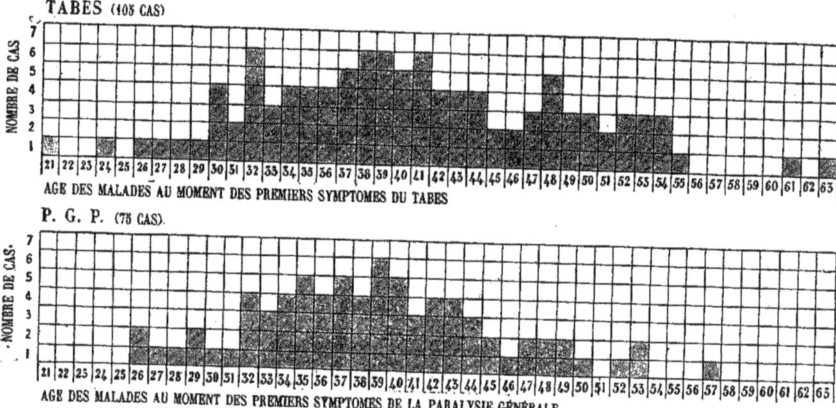

Fig. 3. — Age d'apparition du tabes dorsal chez 105 malades (comparativement à l'âge d'apparition
de la paralysie générale chez 75 malades).

si bien que la profession n'apparaît que
comme un élément étiologique d'ordre acces-
soire, ne jouant pas un rôle dans la production de la maladie, mais pouvant en jouer
un dans ses localisations (1).

Dans 7 cas seulement (c'est-à-dire dans
1 cas sur 18) la *paralysie générale* s'est développée chez des tabétiques (6 hommes,
1 femme) ; cette proportion est faible, et
moindre que la proportion inverse de notre
statistique antérieure (1 tabétique sur 11 paralytiques généraux).

On connaît bien cette association, signalée
dans les travaux de Baillarger, Westphal,
Magnan et sur laquelle M. le professeur
Raymond a maintes fois insisté. Notre proportion est nettement plus faible que celle
des auteurs précités ; cette différence s'explique par ce fait que nous recevons à la
clinique peu de paralytiques généraux,
ceux-ci prenant souvent directement le che-
min des hospices ou des asiles, si bien que
plusieurs de nos tabétiques ont pu ultérieurement devenir paralytiques généraux sans
que nous le sachions. Nous croyons donc
que sur ce point notre statistique doit être
considérée comme n'infirmant en rien les
données admises à la Salpêtrière sur la fré-

---

(1) Il serait fastidieux de donner ici la liste détaillée des
professions ; notons seulement comme chiffres intéressants
17 manœuvres ou journaliers et 6 militaires. 10 de nos
malades étaient des femmes parmi lesquelles 3 journalières,
1 prostituée. 1 brodeuse, 2 sans profession, 1 ouvrière en
tabac, 2 domestiques (dont une âgée de trente ans et demi,
syphilitique depuis trois ans et chez laquelle les symptômes
de tabes précédèrent de quelques mois ceux de la
paralysie générale progressive.)

2*

quence de l'association des deux maladies et sur leur parenté nosologique.

Scrutons maintenant les antécédents morbides de nos tabétiques.

Ce qui frappe dès l'abord, c'est la fréquence de la syphilis dans les antécédents de nos 105 malades.

I. — *Fréquence de la syphilis.*

Notre enquête a établi l'existence ou l'absence de la syphilis de la façon suivante :

Syphilis avouée............ 81 fois.

Syphilis niée et cependant prouvée................ 5 »

Syphilis probable........... 9 »

Syphilis absente ou non trouvée..................... 10 »

Parmi les 81 syphilis avouées, une seule était d'origine extragénitale : chancre buccal chez un homme de vingt-six ans, contaminé par l'intermédiaire d'un verre et devenu tabétique à trente-quatre ans.

Pour admettre la syphilis comme *prouvée*, malgré les dénégations des malades, nous n'avons tenu compte que de faits indiscutables, relevés dans les antécédents, dans l'examen du malade ou dans l'enquête faite parmi son entourage ; voici ces faits : affirmation du médecin qui avait soigné le malade ; constatation antérieure de syphilides secondaires à la clinique même ; mort en bas âge de 6 enfants et stigmates indiscutables d'hérédo-syphilis chez 3 des 7 survivants ; contamination du mari d'une femme tabétique par celle-ci quelques mois après le mariage (deux ans avant le début du tabes) et présence chez la malade de cicatrices d'ecthyma spécifique (1); cicatrices caractéristiques de syphilides serpigineuses chez une autre femme.

On voit que sur les 5 malades qui avaient nié et dont la syphilis a été prouvée il y avait 2 femmes.

Les 19 autres malades ayant nié se répartissent en 9 chez lesquels la syphilis est probable et 10 chez lesquels elle n'a pu être établie d'une manière certaine.

Dans 9 cas (2 femmes, 7 hommes) nous considérons la syphilis comme *probable* par suite des circonstances que voici :

Cohabitation habituelle d'une malade avec un syphilitique ayant eu de nombreuses poussées éruptives ; état de prostitution ancienne d'une autre malade ; polyléthalité et fausses couches multiples dans le ménage de 3 tabétiques ; effets remarquablement rapides du traitement mercuriel sur les symptômes chez 4 malades.

Les 10 autres cas (2 femmes, 8 hommes) ont été étiquetés syphilis *absente ou non prouvée* en vertu du principe de sévérité que nous avons pris pour règle : Sur ces 10 malades, en effet, nous n'avons pas voulu tenir compte de cicatrices douteuses (trois fois); d'une aortite

---

(1) Cette malade, brodeuse, ayant eu une jeunesse ora, geuse, avoua ultérieurement avoir eu un « bouton » aux grandes lèvres quelques semaines avant son mariage lésion contractée d'un autre homme que son mari qu'elle contamina.

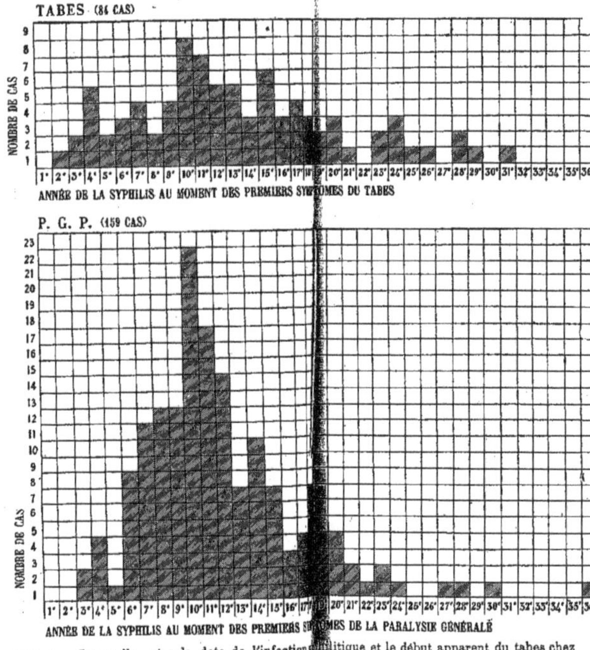

Fig. 4. — Intervalle entre la date de l'infection syphilitique et le début apparent du tabes chez 84 malades (comparativement à l'intervalle entre l'infection syphilitique et le début apparent de la paralysie générale chez 159 malades dans les statistiques de Fournier et de Spillmann et Perrin totalisées).

très accentuée, de l'existence d'une ou deux fausses couches; de la mort de 11 enfants sur 15, les 4 survivants n'ayant pas de stigmates ; du séjour très prolongé en Afrique de trois anciens militaires.

Nous pouvons donc tenir pour indiscutables nos affirmations de certitude dans 86 cas, de probabilité dans 9 autres ; nous avons par conséquent le pourcentage suivant chez nos tabétiques :

Syphilis certaine 81.90 *p. 100.*
Syphilis certaine et probable 90.47 *p.* 100.

Dans notre enquête antérieure sur l'étiologie de la paralysie générale nous avions trouvé 81.08 p. 100 de syphilis certaine, et 91.88 de syphilis certaine ou probable; on remarquera combien ces chiffres sont voisins (1).

Nos chiffres concordent d'ailleurs avec la plupart des statistiques antérieures, comme avec les données récentes de la réaction de Wassermann étudiée par divers auteurs. La première statistique du professeur Fournier, en 1876, comprenait 30 tabétiques dont 24 étaient certainement syphilitiques; en 1901, il apportait une nouvelle statistique comprenant 1.000 tabétiques dont 925 syphilitiques (92.5 p. 100).

Les statistiques de Gowers, Raymond, Erb, Dejerine, Strumpel, Schutz, Quinquaud, etc., donnent des chiffres variant de 70 à 100 p. 100,

---

(1) Il eût été intéressant d'appliquer dans les cas douteux la réaction de Wassermann. Cette recherche de laboratoire n'était malheureusement pas connue quand nous avons recueilli nos observations.

avec des chiffres voisins en général de 90 p. 100.

On pourrait d'ailleurs faire à propos du tabes une réflexion analogue à celle que nous avons faite à propos de la paralysie générale; ici les pourcentages sont d'autant plus élevés que le milieu et l'intelligence des malades se prêtent mieux à la connaissance de la syphilis et à l'enquête étiologique. La syphilis a été avouée plus ou moins volontiers par les vingt-sept malades de la ville, et toutes les négations invérifiables proviennent de la clientèle d'hôpital.

Remarquons aussi, comme l'ont déjà dit les auteurs antérieurs, que la proportion de syphilis absente et non prouvée n'est pas supérieure à la proportion générale des syphilis ignorées ou de celles dont la porte d'entrée ne peut être établie.

*
* *

Combien d'intervalle s'écoule entre la date de l'infection syphilitique et le début apparent du tabes dorsalis ? Dans 84 cas nous avons pu le savoir exactement et voici le nombre de cas pour les diverses années de la syphilis, avec, en regard, le nombre de cas de paralysie générale survenus dans des syphilis de même ancienneté, d'après la totalisation d'une statistique de M. Fournier portant sur 112 cas et de la nôtre portant sur 47 cas de paralysie générale progressive dans lesquel l'intervalle en question a pu être connu exactement.

Début apparent dans		P. G. P.		Tabes	
la 2ᵉ année de la syphilis	—	0	cas	1	cas
3ᵉ	—	2	—	2	»
4ᵉ	—	4	—	5	»
5ᵉ	—	1	—	2	»
6ᵉ	—	8	—	3	»
7ᵉ	—	11	—	4	»
8ᵉ	—	12	—	2	»
9ᵉ	—	12	—	4	»
10ᵉ	—	22	—	8	»
11ᵉ	—	17	—	7	»
12ᵉ	—	14	—	5	»
13ᵉ	—	7	—	5	»
14ᵉ	—	10	—	3	»
15ᵉ	—	7	—	6	»
16ᵉ	—	3	—	3	»
17ᵉ	—	4	—	4	»
18ᵉ	—	7	—	3	»
19ᵉ	—	4	—	2	»
20ᵉ	—	4	—	3	»
21ᵉ	—	2	—	1	»
22ᵉ	—	1	—	0	»
23ᵉ	—	2	—	2	»
24ᵉ	—	1	—	3	»
25ᵉ	—	0	—	1	»
26ᵉ	—	0	—	1	»
27ᵉ	—	1	—	0	»
28ᵉ	—	1	—	2	»
29ᵉ	—	0	—	1	»
30ᵉ	—	1	—	0	»
31ᵉ	—	0	—	1	»
36ᵉ	—	1	—	0	»
		159		84	

Tous ces chiffres se retrouvent figurés dans le graphique ci-contre (fig. 4, p. 36-37).

La comparaison entre ces divers âges de l'infection syphilitique au moment du début du tabes et la confrontation avec les chiffres relatifs à la paralysie générale progressive nous permettent de tirer sur ce point les conclusions que voici :

L'intervalle qui s'écoule entre l'accident primitif et les premiers symptômes apparents du tabes dorsalis est en général de six à quinze ans (Erb, Fournier) ; Dejerine, qui admet cette règle générale signale 1 cas ayant débuté quatre ans et un autre trente-huit ans après l'infection. On peut voir d'après notre statistique un maximum très net entre la dixième et dix-huitième année, avec un certain nombre de cas plus précoces et plus tardifs.

Une femme de vingt et un ans, brodeuse, est devenue tabétique à la fin de la 2ᵉ *année* de sa syphilis ; les premiers symptômes révélateurs, des douleurs fulgurantes réitérées, survinrent quelques jours après la naissance d'un enfant chétif qui succomba à deux mois. Cette femme, grande hystérique, niait la syphilis, mais son mari nous fit savoir qu'elle était en pleine efflorescence secondaire quand elle se maria et qu'elle le contamina (elle avoua ultérieurement comment elle l'avait été elle-même quelques semaines avant son mariage) ; cette malade avait eu précédemment un autre enfant sain ; elle se présenta cinq ans après le début de son tabes avec de l'ataxie bien caractérisée ; jamais traitée jusqu'alors, elle le fut convenablement par intervalles et son état reste sensiblement stationnaire depuis quatorze ans (1).

---

(1) Dans ces courts résumés nous ne mentionnons que les faits positifs ; quand nous ne signalons pas d'autre antécédent sérieux que la syphilis, c'est qu'elle est la seule étiologie trouvée.

Deux malades ont présenté les premiers symptômes dans la 3e *année* de leur syphilis ; coïncidence singulière, il s'agit encore de deux femmes : l'une, cuisinière, contaminée à vingt-sept ans et demi et non traitée, présenta à trente ans et demi des douleurs fulgurantes bientôt suivies de phénomènes de paralysie générale progressive ; elle fut vue dix-huit mois après le début et perdue de vue. — L'autre, ouvrière à la manufacture des tabacs, contaminée à vingt-cinq ans, non traitée, eut ses premières douleurs fulgurantes à vingt-huit ans, ne se fit traiter que très irrégulièrement et revint à cinquante-trois ans complètement impotente avec une arthropathie du genou.

Les cinq malades devenus tabétiques dans la 4e *année* de la syphilis sont : 1° Un forgeron, syphilitique à trente ans, traité quinze jours, ayant eu des crises gastriques et des douleurs lancinantes à trente-quatre ans, venu à la clinique pour ataxie à cinquante ans ; — 2° Un manœuvre, syphilitique à vingt-six ans, traité quelques mois, célibataire, ayant eu des douleurs fulgurantes à trente ans, perdu de vue ; — 3° Un tapissier, syphilitique à vingt-six ans également, traité deux mois, buveur d'alcool, marié sans enfant, ayant eu des crises vésicales et gastriques à trente ans, non suivi ; — 4° Un propriétaire, célibataire, âgé de vingt-six ans, syphilitique à vingt-deux ans, traité deux mois ; il vint à la clinique pour ses premières douleurs fulgurantes, fut traité intensivement, ne présenta aucun symptôme autre que l'abolition des réflexes pendant deux ans, et revint au bout de ce temps avec une reprise de douleurs fulgurantes ; — 5° Un encolleur, célibataire, syphilisé à vingt ans, non traité, ayant eu des crises vésicales à vingt-quatre ans ; il vint à la clinique à vingt-sept ans, ataxique et porteur d'un éclat diastolique aortique très net.

La 5e *année* de la syphilis a vu apparaître le tabes (douleurs fulgurantes) chez un déménageur de trente-huit ans, célibataire, ayant eu la fièvre typhoïde à onze ans, syphilisé à trente-trois ans et légèrement traité ; — et chez un journalier de trente ans, célibataire, syphilisé à vingt-cinq ans, non traité, qui présente de l'amblyopie, ainsi que de l'ataxie presque d'emblée ; son état ne s'améliora pas, mais resta longtemps stationnaire.

Remarquons en passant que tous ces cas de tabes survenus dans les 5 premières années de la syphilis ont trait à des malades d'hôpital, dont l'hygiène est en général plus défectueuse. Vu la variabilité de professions et conditions, nous ne pouvons cependant en tirer aucune conclusion précise.

Si nous allons maintenant à l'autre extrémité de la série, nous trouvons dans la 23e *année* de la syphilis : 1° Un homme de quarante-trois ans, journalier, célibataire, alcoolique, syphilisé à vingt ans ; douleurs fulgurantes améliorées par le traitement, aortite. — 2° Une femme, domestique âgée de quarante-huit ans, syphilisée à vingt-cinq ans, non traitée, ayant des artères dures ; venue pour douleurs crurales et intercostales ; elle fut améliorée par le traitement ; elle eut deux grossesses, l'une due à l'auteur de sa syphilis, terminée par un avortement, l'autre, d'autre provenance, menée à terme.

Dans la 24e année, 3 cas : 1° Scieur de long, alcoolique, syphilisé à vingt-cinq ans, traitement local seulement, artérioscléreux précoce, ayant eu des douleurs lancinantes à quarante-huit ans, venu à cinquante-cinq pour ataxie et arthropathie métatarsophalagienne. Amélioré par le traitement, il reste ataxique presque stationnaire depuis six ans. Il a eu 2 enfants, l'un très chétif, mort à dix mois cachectique, l'autre mieux portant, mort de diarrhée. — 2° Cuisinier, syphilisé à dix-sept ans, non traité, ayant eu des crises gastriques à quarante-et-un ans, athéromateux, longtemps maintenu par le traitement, père de deux enfants bien portants, il mourut subitement onze ans plus tard. — 3° Mécanicien, alcoolique, syphilisé à vingt-quatre ans, non traité ; douleurs fulgurantes à quarante-huit ans ; vu ataxique à cinquante, évolution progressive ; athérome aortique ; sa femme a eu six grossesses, dont quatre terminées par avortement.

Un cas dans la 25e *année* : Horloger, syphilisé à vingt-trois ans ; traitement quasi nul ; crises gastriques à quarante-huit ans, fracture spontanée de la rotule à cinquante-trois ans (observation publiée).

Un cas dans la 26e *année* : Ouvrier métallurgiste, buveur, syphilisé à dix-neuf ans, non traité, douleurs fulgurantes à quarante-quatre ans, venu à quarante-six avec un début d'ataxie, de l'aortite, des syphilides serpigineuses du tronc.

La 28e *année* de la syphilis a vu apparaître le tabes chez deux malades : 1o Un fossoyeur, âgé de cinquante-trois ans, alcoolique, syphilisé à vingt-cinq; symptôme initial, crise gastrique; éclat diastolique; un seul enfant; vu à cinquante-cinq ans avec début d'ataxie. — 2o Un manœuvre, âgé de soixante ans, ataxique, ancien buveur, ayant eu des troubles oculaires à cinquante-deux ans, de la parésie linguale à cinquante-quatre; syphilisé à vingt-quatre, traité trois mois, gros éclat diastolique; artères dures.

Un cas 29 *ans* après le chancre : Cordonnier syphilisé à dix-sept ans, traité un mois, venu à quarante-huit ans pour dysurie. Tabes incipiens, éclat diastolique, quatre enfants vivants, trois morts.

Un cas enfin débuta dans la 31e *année* de la syphilis : Un cocher, alcoolique, syphilisé à vingt-deux ans, insuffisamment traité, ayant eu un ictus laryngé à cinquante-trois ans, et peu après des douleurs fulgurantes, entre à la clinique à cinquante-cinq ans pour hémiplégie ; sa femme n'a eu qu'une grossesse terminée par avortement. Resté hémiplégique et alité pour ce motif; il survit depuis cinq ans.

En définitive, notre statistique, malgré ces cas extrêmes, est d'accord avec la moyenne généralement admise comme âge de la syphilis au moment de l'apparition des premiers symptômes tabétiques.

La paralysie générale présente un maximum particulièrement net vers la dixième année (Fournier) comme on peut le voir sur le graphique (fig. 4) et un nombre très important de cas de la sixième à la neuvième. Le tabes ne nous présente pas un maximum aussi accentué ; les cas s'éparpillent davantage sur la période des années dangereuses, et dans l'ensemble, le graphique montre une tendance du tabes à débuter un peu plus tardivement que la paralysie générale progressive par rapport à la contamination syphilitique.

*
* *

Mais *quelles variétés de syphilis*, au point de vue de la gravité, avaient eu nos tabétiques ?

En parcourant nos 105 observations, nous trouvons un seul cas de chancre extragénital, dû à une contamination buccale par un verre et suivi d'accidents secondaires assez peu importants pour que le malade ne se soit pas traité.

Dans aucun cas, nous n'avons trouvé la notion d'une syphilis grave, rebelle ou à manifestations vexatoires. Toutes les syphilis de nos tabétiques ont été des *syphilis bénignes ou de gravité modérée*. Aussi le traitement avait-il été *en général insuffisant, souvent même insignifiant*. Les chiffres que voici le prouvent (il ne s'agit ici que du traitement suivi avant l'invasion du tabes par les 86 syphilitiques avérés).

Aucun malade n'a suivi de traitement rationnel omplet.

16 malades ont suivi un traitement de un an à dix-huit mois, par périodes réglées sur les poussées éruptives.

12 malades ont pris pendant quelques mois des pilules, puis du sirop de Gibert, ou même seulement un peu de sirop de Gibert.

18 n'ont suivi qu'un traitement de quelques semaines.

18 ont suivi un traitement de quelques jours.

2 ont pris de l'iodure de potassium et pas de mercure.

20 n'ont suivi absolument aucun traitement médicamenteux, la plupart de ces derniers ont suivi seulement un court traitement local du chancre.

On voit que chez *nos tabétiques, il s'était agi en somme de syphilis peu graves et mal traitées.* La même constatation a été faite pour la paralysie générale. Nos documents concordent absolument avec ceux de M. le professeur Fournier.

A ce fait, il est intéressant d'opposer le suivant : L'un de nous (P. Spillmann) suit depuis au moins quinze ans 32 syphilitiques traités rationnellement et intensivement : *aucun d'eux n'est encore devenu tabétique ou paralytique général*, même parmi les prédisposés nerveux héréditaires. Si la proportion était la même que dans nos statistiques précitées, ces 32 malades auraient, dans ce laps de temps, fourni au moins 15 à 20 tabétiques ou paralytiques généraux !

II. — *Autres facteurs étiologiques associés ou non à la syphilis.*

Avec la syphilis ou sans elle, nous avons relevé chez nos 105 malades les influences suivantes :

Hérédité nerveuse.....................	18
Hérédité congestive...................	2
Enfants d'alcooliques	4
Dégénérés divers, tares nerveuses.....	5

Alcoolisme personnel 35
Maladies infectieuses 5
Tabagisme professionnel. 1
Gelure des pieds..................... 1
Insuffisance ovarienne 1
Effort violent....................... 1
Excès génitaux...................... 3

Chez trois des malades qui ont nié la syphilis et chez qui elle n'a pu être démontrée, il n'a été trouvé aucun facteur étiologique certain. Nous ne mentionnons pas la blennorrhagie à laquelle personne n'a jamais songé à attribuer une valeur étiologique vis-à-vis du tabes et qui a existé chez la moitié environ des malades, mais seulement comme maladie locale (1).

Les facteurs étiologiques que nous venons d'énumérer ne constituent qu'un total de 76 unités, inférieur au chiffre de la fréquence de la syphilis; mais 29 de ces 76 unités étiologiques sont des facteurs héréditaires, dont certains existent chez des syphilitiques, en proportion sensiblement égale que chez les malades dont la syphilis n'a pas été démontrée. Restent donc comme facteurs étiologiques acquis autres que la syphilis 47 unités, soit un nombre moitié moindre que celui de la syphilis; le plus important d'entre eux, l'alcoolisme person-

---

(1) Nous avons considéré comme affectés d'hérédité nerveuse : 1 épileptique, 1 grande hystérique, 1 malade atteint de neurofibromatose, 2 psychasthéniques, 2 amoraux; et onze tabétiques chez les ascendants desquels on a noté : 1 cas de sclérose en plaques, 2 cas de paralysie agitante, 3 hémorrhagies cérébrales, 2 cas de grande hystérie chez la mère, 1 cas de névrasthénie chez le père, 2 cas de vésanie.

nel, ne donne, par rapport au nombre des malades, qu'un pourcentage de 33,33 p. 100, alors que nous avons vu la syphilis exister certainement chez près de 82 p. 100 des malades et probablement chez 90 p. 100.

Ces divers facteurs étiologiques tiennent donc beaucoup moins de place que la syphilis dans les antécédents des tabétiques.

III. — *Groupement des facteurs étiologiques.*

Il est intéressant maintenant de présenter ces facteurs étiologiques tels qu'ils étaient groupés chez nos 105 tabétiques :

Voici la fréquence des groupements observés :

Syphilis certaine seule..............	25
Syphilis probable seule..............	7
Syphilis certaine et alcoolisme.......	27
Syphilis probable et alcoolisme......	2
Syphilis et hérédité nerveuse........	15
Syphilis et hérédité congestive.......	2
Syphilis des enfants d'alcooliques....	4
Syphilis et tares nerveuses (épilepsie, hystérie)........................	2
Hérédité nerveuse seule.............	1
Alcoolisme personnel seul...........	2
Alcoolisme et hérédité nerveuse.....	1
Syphilis, alcoolisme et paludisme....	1
Syphilis, alcoolisme, hérédité nerveuse...........................	1
Syphilis et fièvre typhoïde..........	2
Fièvre typhoïde....................	1
Syphilis, alcoolisme, fièvre jaune.....	1
Syphilis et pneumonie..............	1
Syphilis, excès vénériens, tares nerveuses..........................	3
Syphilis, tabagisme professionnel....	1
Syphilis et insuffisance ovarienne....	1

Effort violent........................ 1
Gelure des pieds.................... 1
Absence de facteurs étiologiques connus 3
———
105

Ce tableau des groupements étiologiques montre encore combien la syphilis tient la première place et comment d'autres facteurs, comme l'alcoolisme et l'hérédité nerveuse, viennent bien après elle dans le classement des éléments étiologiques.

Et encore pour certains facteurs faudrait-il faire des réserves : par exemple, le malade mentionné sous la rubrique « effort violent » a procréé 15 enfants dont 11 sont morts ; si nous n'avons pas voulu le classer parmi les malades chez qui la syphilis est probable, une telle mortalité est cependant suspecte et personne n'a le droit de considérer un tel malade comme atteint de tabes traumatique ! D'anciens militaires, ayant séjourné pendant quinze à vingt années en Afrique, et chez lesquels aucun antécédent ne peut être relevé, sont également très sujets à caution !

Après cette étude de nos 105 observations, nous sommes obligés de conclure que la syphilis mal traitée est la plus fréquente des tares trouvées dans le passé des tabétiques, laissant loin derrière elle toutes les autres, dont la présence isolée est comparativement rare. Comme nous l'avons déjà dit ci-dessus, le pourcentage des cas où elle n'a pas été trouvée ne dépasse pas sensiblement celui des syphilis ignorées ou méconnues. Par conséquent, nous pouvons légitimement rester convaincus, après d'illustres devanciers, que la possibilité de devenir tabétique est presque exclusivement réservée aux syphilitiques.

L'étude du traitement du tabes dorsalis a confirmé notre conviction ; nous en exposerons les résultats dans un mémoire ultérieur, en nous appuyant toujours sur nos constatations rigoureusement faites et sévèrement contrôlés.

IV.

Particularités symptomatiques relevées dans une série de 105 cas de tabes dorsalis (1).

Nous croyons inutile de faire une étude clinique d'ensemble du tabes dorsalis basée sur les 105 observations dont nous avons précédemment discuté l'étiologie (2); elle ne ferait que reproduire des données clas siques qu'elle confirmerait purement et simplement. Nous n'entreprendrons donc pas ici une semblable description, nous bornant à signaler quelques points particuliers.

Sur un total de 105 malades, le *mode de début* a naturellement été des plus variés, et voici les chiffres qui indiquent combien de fois a été observé tel ou tel symptôme initial.

Douleurs fulgurantes, lancinantes, articulaires......................	43	fois.
Douleurs fulgurantes et crises gastriques simultanées...........	1	»
Douleurs fulgurantes et atrophie musculaire.....................	1	»
Douleurs en ceinture.............	7	»
Troubles de la station et de la marche........................	5	»
Troubles urinaires...............	4	»
Paralysies oculaires.............	10	»

(1) Extrait de la *Province médicale* du 27 novembre 1909, page 505.

(2) Paul SPILLMANN et Maurice PERRIN. Le rôle de la syphilis dans l'étiologie du tabes dorsalis. *Province médicale*, 6 novembre 1909.

Douleurs fulgurantes coïncidant
avec des paralysies oculaires... 2 fois.
Troubles de la vue par névrite
optique ou rétinite............ 3 »
Crises gastriques............... 14 »
Crises viscérales multiples....... 2 »
Mal perforant plantaire.......... 2 »
Ictus laryngé................... 1 »
Ictus apoplectiformes........... 3 »
Frigidité génitale absolue........ 2 »
Tachycardie .... 1 »
Acroasphyxie .... 1 »
Tabes frustes découverts à l'occa-
sion d'une maladie aiguë....... 2 »
Tabes fruste découvert à propos
d'accidents cardiaques........ 1 »

Nous aurons l'occasion de dire ultérieurement, au sujet du traitement, de quelle manière celui-ci a amélioré certains symptômes, en a espacé les manifestations, et a retardé ou suspendu l'évolution de la maladie. Deux cas des plus typiques ont été fournis par deux officiers chez qui le symptôme révélateur a été un trouble de la station, caractérisé par l'impossibilité de monter à cheval, et auxquels le traitement a permis de reprendre leur service au bout de quelques mois.

Nous avons déjà signalé, à propos de l'étiologie, la *coïncidence du tabes et de la paralysie générale* ; plus originale est la coexistence du *tabes avec des lésions syphilitiques en évolution*, observée chez deux malades.

L'un d'eux, tabétique âgé de quarante-huit ans, syphilitique à l'âge de vingt et un ans, avait eu ses premières douleurs fulgurantes à l'âge de trente quatre ans ; chez ce malade, des lésions cutanées, tuberculo-squameuses, sont survenues en divers points des téguments, dans la quatorzième année de sa syphilis, peu après ses premières douleurs fulgurantes ; elles ont évolué très lentement et quand nous avons vu, treize ans plus tard, le malade devenu ataxique, nous avons trouvé chez lui, en même temps que des cicatrices caractéristiques, une syphilide serpigineuse en évolution sur l'avant-bras gauche (1).

L'autre malade, ancien mécanicien, âgé de quarante-sept ans, ayant habité le Brésil depuis l'âge de vingt-cinq ans, ayant subi trois atteintes de fièvre jaune, buveur d'alcool et d'absinthe, ayant contracté, à trente-deux ans, une syphilis de gravité moyenne, non traitée, eut de l'ecthyma il y a sept ans et présente, depuis sept mois, des syphilides tuberculo-crustacées en cocarde sur la jambe droite, sur la cuisse gauche et sur le bras gauche. Il a depuis quatre mois des crises gastriques et nous lui trouvons les symptômes d'un tabes fruste ; il a de plus de la dureté des artères et un éclat diastolique aortique.

Signalons aussi un cas de *gangrène foudroyante* de toute la partie antérieure des jambes, survenu chez un homme de cinquante-deux ans, ancien syphilitique, non traité, atteint de douleurs fulgurantes et d'arthropathie des deux genoux. Les plaques gangréneuses, quoique très étendues, s'éliminèrent rapidement, et le malade quitta l'hôpital complètement guéri de ses lésions cutanées. Quelques mois après sa sortie du service il présenta du délire des grandeurs, de l'embarras de la parole ; il fut interné et succomba dans un asile.

La fréquence des lésions vasculaires chez les tabétiques est bien connue ; signa-

---

(1) Nous avons publié la relation détaillée de ce cas : Paul SPILLMANN et M. PERRIN : Des lésions syphilitiques en évolution au cours des affections parasyphilitiques. (*Province médicale*, 1er septembre 1906). Des observations publiées ou mentionnées dans ce travail, on peut rapprocher l'observation plus récente de gommes chez des paralytiques généraux, communiquée par M. G. ETIENNE, à la Société de médecine de Nancy.

lée autrefois par Fabre, Vulpian, Rosen-
bach, elle a été élucidée surtout par les
travaux de Grasset, Letulle, Thibierge,
Dieulafoy, Raymond et à l'étranger par
Schultze, von Leyden, etc... Notre collection
d'observations confirme la règle; plus des
trois quarts des malades ont un système
circulatoire ou plus vieux que leur âge ne
le comporte, ou atteint de lésions nettes;
c'est ainsi que nous avons noté:

Eclat diastolique très net.......... 56 cas.
Eclat diastolique et dureté des ar-
   tères...................... 8 »
Aortite et hypertrophie du cœur.. 12 »
Anévrysmes.................... 2 »
Lésions cardiaques diverses...... 2 »

On voit, par ces chiffres, combien sont
fréquentes les lésions circulatoires chez les
tabétiques ; mais il en est qui sont latentes
et seraient méconnues sans un examen systématique, alors que d'autres sont assez
accentuées pour avoir une symptomatologie
évidente. Si nous considérons seulement
cette dernière catégorie de cas, nous pouvons dire que plus d'un huitième de nos
tabétiques étaient atteints de cardiopathies (1).

Nous avons signalé ci-dessus un cas où
la tachycardie et un autre où des accidents

---

(1) Une partie de ces observations se trouve résumée
dans la thèse de Dumont : cardiopathies et tabes. (Thèse
de Nancy, 1907). Voir aussi G. Etienne : des anévrysmes
dans leurs rapports avec la syphilis, *Annales de dermatologie*, 1er janvier 1897.

d'acroasphyxie (1) ont été les symptômes initiaux révélateurs du tabes dorsalis.

Deux malades ont succombé à des accidents asystoliques : l'un âgé de cinquante ans, avait un tabes fruste et présentait des lésions d'aortite et un cœur énorme (2), l'autre qui avait eu des syphilides serpigineuses cutanées au cours de l'évolution de son tabes (3), succomba en ville quatorze ans après le début de celui-ci.

Un autre malade mourut subitement en ville à l'âge de cinquante-trois ans. Bien traité depuis plus de douze ans, il avait à peine une légère incoordination ; mais il avait des signes d'athérome.

Comme complication circulatoire, nous devons encore signaler le cas d'un cocher, âgé de cinquante-cinq ans, tabétique depuis deux ans, qui eut une hémorragie cérébrale il y a cinq ans ; il reste hémiplégié, mais survit encore (4).

Les *arthropathies* qui constituent une des complications les plus intéressantes ont été observés chez quatorze malades. Plusieurs

---

(1) M. PERRIN : acroasphyxie et acrosphacèle dans un cas de tabes incipiens. *Soc. de médecine de Nancy*, 4 mars 1908.

(2) M. PERRIN : Hypertrophie du cœur, aortite chronique et tabes fruste, *Société de médecine de Nancy*, 14 déc. 1904.

(3) Paul SPILLMANN et M. PERRIN : *Province médicale*, 1er septembre 1906.

(4) Bien que nous ne fassions pas ici de bibliographie et que nous nous bornions à l'exposé de nos faits personnels, nous ne pouvons manquer de signaler une leçon récente de M. le professeur DEBOVE : Lésions syphilitiques multiples (tabes, paralysie générale, insuffisance aortique), *Gazette des hôpitaux*, 20 févr. 1908, nº 21, p. 243.

d'entre eux, étudiés par M. G. Etienne (1),
étaient atteints simultanément de plusieurs
arthropathies. Voici quel a été le siège des
arthropathies :

Epaule.................................... 1 fois.
Genoux..................................... 10 —
Articulation tibiotarsienne......... 3 —
Articulation métatarsophalangienne.. 3 —

Trois de ces cas, de la clinique du professeur P. Spillmann, sont rapportés avec photographies à l'appui dans les *Cliniques médicales iconographiques*, publiées par MM. Haushalter, G. Etienne, L. Spillmann et Thiry. Remarquons que ce nombre de malades atteints d'arthropathie dans notre série de tabétiques, nous donne une moyenne de 13 p. 100, bien supérieure à la moyenne classique de 4 à 5 p. 100.

Un malade a présenté de l'atrophie musculaire comme premier symptôme révélateur du tabes.

Un malade a présenté une *fracture spontanée* de la rotule, cinq ans après le début de son tabes, alors à la période ataxique (2).

*
* *

(1) G. ETIENNE : Des arthropathies nerveuses. *Revue médicale de l'Est*, 1898 ; G. ETIENNE : Pathogénie générale des arthropathies nerveuses. Société de médecine de Nancy, 24 juin 1908, et l'*Encéphale*, 1908.
Voir aussi M. PERRIN : Arthropathie tabétique métatarsophalangienne. Société de médecine de Nancy, 22 novembre 1905.
P. HAUSHALTER, G. ETIENNE, Louis SPILLMANN, Ch. THIRY, Cliniques médicales iconographiques. Paris 1901. (Masson, éditeur.)

(2) M. PERRIN et J. PARISOT : Fractures spontanées de la rotule au cours du tabes dorsalis. *Province médicale* 3 mars 1906, n° 9.

La *durée* de la maladie et sa rapidité
d'évolution dans les cas suivis ont été très
variables pour des raisons diverses; nous
ne donnons pas ici de chiffres parce qu'un
nombre important de nos malades d'hôpital
n'ont pas été revus après un premier séjour
ordinairement suivi d'amélioration et parce
qu'il est impossible d'établir des moyennes
sur des données très complexes.

Parmi les 5 cas dans lesquels la maladie
a débuté par des troubles de la station, il y
a eu 2 cas d'ataxie d'emblée avec évolution
rapide ultérieure : un homme de soixante
et un ans, ayant été militaire en Afrique
pendant dix-sept ans, chez qui la syphilis
ne peut être démontrée et aucune étiologie
certaine ne fut établie; un homme de trente
ans, ayant nié l'existence d'une infection
spécifique, que nous avions traitée nous-
mêmes à la clinique.

Nous pouvons citer par contre des cas à
évolution très lente chez des malades d'âges
très différents : une brodeuse de vingt et un
ans, atteinte de tabes la deuxième année
de sa syphilis, devint ataxique cinq ans
après, fut améliorée par le traitement et se
maintient depuis quatorze ans ; nombreux
sont les malades dont le tabes, apparu après
cinquante ans, n'atteignait pas la période
d'impotence après quinze ou vingt ans; le
plus bel exemple est un vieillard de quatre-
vingts ans (clientèle de P. Spillmann), tabétique depuis l'âge de cinquante-deux ans,
ayant eu, dans les premières années, de
violentes douleurs fulgurantes, des crises
gastriques, des arthropathies, etc., et qui

depuis longtemps ne présente plus d'autre manifestation morbide que l'abolition des reflexes. Un terrassier, dont le tabes a débuté à soixante-trois ans, dix ans après le chancre, par des paralysies oculaires, devenu ataxique en deux ans, présente depuis qu'il est traité une évolution quasi nulle. Nous pourrions multiplier les exemples pour montrer que notre série ne nous fournit *aucune relation concluante* entre la gravité et la durée du tabes d'une part, et de l'autre, les conditions d'âge du début, de mode de début et d'ancienneté de la syphilis. Les facteurs des variations de gravité et de durée se trouvent plutôt dans des conditions étiologiques accessoires d'hérédité, de tempérament, d'hygiène et de traitements.

Sans vouloir insister ici sur ce dernier point que nous considérons comme très important et qui fera l'objet d'un mémoire spécial, nous formulerons deux conclusions de notre pratique :

1° Nous avons reçu à l'hôpital de nombreux malades ayant des symptômes depuis deux, trois ou quatre ans seulement, et déjà devenus ataxiques ; ces malades n'avaient pas été traités dès le début, et l'évolution avait été accélérée par l'absence de traitement. Elle a pu, d'ailleurs, se ralentir ultérieurement sous l'influence de celui-ci.

2° Les malades suivis et traités régulièrement, surtout ceux traités dès le début, ont pu parcourir une longue carrière, et même certains n'être plus incommodés par leur maladie, comme par exemple cet octogénaire tabétique depuis une trentaine d'années.

Parmi nos tabétiques (surtout en raison de la dispersion de la clientèle d'hôpital), nous n'avons enregistré que **9** *décès* dont voici les causes :

Etat marastique terminal..............	2 cas.
Paralysie générale progressive, cachexie terminale.......................	2 —
Accidents cardiovasculaires...........	2 —
Mort subite chez un tabétique athéromateux (en ville)	1 —
Néphrite et accidents urémiques.......	1 —
Anémie pernicieuse (femme de trente-deux ans)........................	1 —

V.

La descendance des paralytiques généraux et des tabétiques (1).

Parmi les paralytiques généraux et les tabétiques dont nous avons précédemment scruté les antécédents morbides, il y a un certain nombre de malades sur la descendance desquels nous avons eu des renseignements. Ceux-ci, on va le voir, concordent avec ce que l'anamnèse nous a appris relativement au rôle de la syphilis dans l'étiologie des affections nerveuses en question.

*
* *

Parmi nos 79 **paralytiques généraux,** 51 nous ont été signalés comme mariés depuis plus de dix ans; 8 n'ont pas eu d'enfants, les 43 autres ont procréé : il en est résulté 132 grossesses dont voici les résultats définitifs :

27 fausses couches,

13 mort-nés,

28 enfants morts ultérieurement,

64 enfants vivants.

Parmi ces derniers, 5 nous sont connus comme présentant des lésions indiscutables d'hérédo-syphilis précoce ou tardive et 4 comme des dégénérés ou dystrophiques. Il faut remarquer que ce nombre de 9 est probablement inférieur à la réalité, car 6 de ces enfants se trouvent dans des familles de

---

(1) Extrait de la *Province médicale* du 4 décembre 1909, page 545.

malades vus en ville et par conséquent plus connus (1 hérédo-syphilis osseuse tardive, 2 hérédo-syphilis cutanées, 3 dystrophiques); le nombre de 3 fournis par la clientèle d'hôpital devrait certainement être plus élevé. Nous devons donc faire des réserves sur la morbidité probable des enfants vivants.

**

47 de nos 105 *tabétiques* étaient mariés depuis plus de dix ans ; 9 ménages n'ont pas eu d'enfant ; les 38 autres ont enregistré 166 grossesses ayant eu pour résultat :
34 fausses couches.
12 mort-nés.
42 enfants morts.
78 enfants vivants.
8 des enfants vivants sont des hérédo-syphilitiques incontestables ; 4 d'entre eux sont des enfants de malades de la ville (1 cas de nanisme avec idiotie, 3 cas de lésions syphilitiques vraies). Il est vraisemblable que les malades d'hôpital ne nous ont qu'incomplètement renseignés et que parmi les enfants signalés comme bien portants, mais non vus par nous, il se trouve d'autres hérédo-syphilitiques ou des dystrophiques. Nous avons noté en outre parmi les enfants de tabétiques 1 cas de maladie de Little, 3 cas de tuberculose osseuse et articulaire, 1 cas de chorée avec tiquose, plusieurs débiles.

**

Il est intéressant de *confronter ces résultats* avec les chiffres que nous avons d'autre part concernant la descendance d'un nombre considérable de malades très divers. Une enquête a jadis été faite par M. Perrin à la clinique de P. Spillmann (1) sur 1.000 familles de la population ouvrière de Nancy : 500 ménages dans lesquels la tuberculose a été constatée chez le père ou la mère, parfois chez les deux ; 500 ménages dont aucun des géniteurs n'est tuberculeux et pris sans aucun triage parmi les malades venus pour les raisons les plus diverses à la clinique. Ces deux catégories de malades vivaient dans les mêmes conditions insalubres, étaient exposées aux mêmes tares, aux mêmes épidémies et ne différaient que par la présence ou l'absence de tuberculose chez les parents. En établissant divers pourcentages parmi les chiffres constatés et en faisant de même pour nos paralytiques généraux et nos tabétiques, nous avons les données inscrites dans le tableau ci-contre.

La lecture et la confrontation de ces chiffres amènent aux constatations suivantes :

1° La stérilité dans les ménages de paralytiques généraux (15,68 p. 100) et des tabétiques (19,15 p. 100) est beaucoup plus fréquente que dans les familles quelconques (2,80 p. 100) et même que dans les familles de tuberculeux (6,80 p. 100).

2° Le nombre moyen des grossesses par ménage (2,59 ; 3,53) est inférieur à la

____

(1) M. Perrin. Tuberculose dans la population ouvrière de Nancy ; influence de la tuberculose des parents sur la natalité, la morbidité et la mortalité des enfants (Congrès de la tuberculose, 1905). *Annales de médecine et de chirurgie infantiles*, décembre 1905.

Tableau résumant et confrontant les données relatives à diverses catégories de familles.

TERMES DE COMPARAISON	GROUPE TOTAL des 1000 ménages de L'ENQUÊTE DE 1905	GROUPE des 500 ménages à géniteurs NON TUBERCULEUX	GROUPE des 500 ménages à 1 ou 2 géniteurs TUBERCULEUX	GROUPE des 51 ménages DE PARALYTIQUES GÉNÉRAUX	GROUPE des 47 ménages DE TABÉTIQUES
Pourcentage des ménages sans enfants.	4,80 o/o	2,80 o/o	6,80 o/o	15,68 o/o	19,15 o/o
Nombre moyen de grossesses par ménage	4,46	5,12	3,98	2,59	3,53
Fausses couches et mort-nés par rapport au nombre des grossesses	2,55 o/o	1,40 o/o	3,91 o/o	30,30 o/o	27,71 o/o
Enfants morts par rapport au nombre des grossesses	31,78 o/o	28,42 o/o	35,14 o/o	21,21 o/o	31,39 o/o
Enfants vivants par rapport au nombre des grossesses	65,67 o/o	70,18 o/o	60,95 o/o	48,48 o/o	40,70 o/o
Apport social des enfants par ménage (défalcation faite des décès et des malades connus)	2,73	3,72	1,75	1,07	1,49

moyenne générale et même à la moyenne des familles de tuberculeux (3,98).

3° Par rapport au total des grossesses, le pourcentage des avortements et des mort-nés (30,30; 27,71) est considérablement plus élevé que le pourcentage ordinaire et même que le pourcentage dans les familles tuberculeuses où il n'excède pas 3,91 p. 100.

4° Le nombre des décès d'enfants est moins élevé, mais si on l'additionne aux mort-nés et aux fausses couches, on arrive à un total plus élevé.

5° Il en résulte que le pourcentage d'enfants vivants est en définitive moindre dans les familles de paralytiques généraux et de tabétiques (48 et 40 p. 100) que dans l'ensemble de la population où il atteint 70 p. 100 et même que chez les tuberculeux où il dépasse 60 p. 100.

6° Il convient cependant de défalquer des enfants vivants tous les malingres, les tuberculeux, etc.; même en faisant ce décompte, nos paralytiques généraux et nos tabétiques sont des géniteurs inférieurs aux tuberculeux. L'apport social en enfants d'un ménage atteint 2,73 dans la moyenne générale de l'enquête de 1905 et va jusqu'à 3,72 dans les familles de non tuberculeux. Pour les ménages de tuberculeux il est de 1,75, pour les paralytiques généraux de 1,07 et pour les tabétiques de 1,49. Un ménage se composant de deux personnes, il restera donc après la mort des parents chez les tuberculeux, chez les paralytiques généraux et chez les tabétiques un nombre d'individus inférieur, et la population diminuera ; mais elle diminuera plus encore dans les familles de tabétiques et de paralytiques généraux que dans les familles de tuberculeux.

*
* *

A quoi est due cette infériorité des familles de tabétiques et de paralytiques généraux ?

Les lésions nerveuses ne paraissent pas devoir être incriminées ; bien des fausses couches et des morts d'enfants sont antérieures de plusieurs années à tout symptôme cérébral ou médullaire ; et, d'autre part, des naissances d'enfants valides ont pu suivre l'apparition des manifestations ner veuses. Pour expliquer à la fois la fréquence des unions stériles, celle des avortements, des mort-nés, des débiles, des dystrophiques, etc., la seule interprétation plausible consiste à considérer les ménages de tabétiques ou de paralytiques généraux *comme des ménages de syphilitiques*. Cela s'accorde avec ce que nous avons dit à propos de l'étiologie (1) et cela vient à l'appui du rôle si important de la syphilis, dont la notion domine la pathogénie des maladies en question.

Le tabes et la paralysie générale progressive ne se répercutent pas par eux-mêmes sur les enfants (2), mais les malades qui en sont atteints ont une descendance amoindrie

---

(1) P. Spillmann et M. Perrin. *Province médicale*, 1906 et 1909.

(2) Pitres. Tabes et mariage. Bordeaux, 1903.

par la syphilis. Leurs enfants ne sont pas à surveiller plus que d'autres au point de vue nerveux, si ce n'est en raison de tares névropathiques familiales antérieures. M. le professeur G. Ballet a pu dire récemment (1) que la paralysie générale est une maladie accidentelle qui se localise sur le système nerveux, mais non une maladie nerveuse ; il en est de même du tabes. Mais les enfants de tabétiques et de paralytiques *sont à surveiller comme enfants de syphilitiques ;* s'ils sont nés avant la contamination des parents, ou s'ils échappent aux effets de celle-ci, ils n'ont pas à être considérés autrement que comme les enfants des syphilitiques qui ont eu la chance, grâce au traitement ou sans lui, de ne point avoir de localisation nerveuse.

---

(1) Gilbert BALLET. La descendance des paralytiques généraux. Académie de médecine, 1909.

VI.

Fréquence des insuccès du traitement antisyphilitique chez les paralytiques généraux; fréquence des succès chez les tabétiques (1).

Le tabes dorsal et la paralysie générale sont les deux affections parasyphilitiques les plus importantes et les plus répandues. Nous-mêmes avons apporté (2) à la confirmation du rôle prépondérant de la syphilis dans leur étiologie nos conclusions personnelles basées sur un nombre important d'observations.

La dépendance de ces maladies par rapport à la syphilis n'entraîne-t-elle pas comme corollaire obligé l'application du traitement spécifique, et celui-ci ne doit-il pas être suivi d'effets décisifs dans la grande majorité des cas? Nos documents, confirmatifs en cela des données acquises antérieurement, montrent qu'il faut distinguer nettement les résultats obtenus chez les tabétiques de ceux constatés chez les paralytiques généraux (fig. 5, p. 68).

*
* *

La paralysie générale est l'apanage à peu

____

(1) Extrait de la *Province médicale* du 25 décembre 1909, page 547.

(2) P. Spillmann et M. Perrin. Le rôle de la syphilis dans l'étiologie de la paralysie générale. *Province médicale*, 1906, n° 16 (21 avril); Le rôle de la syphilis dans l'étiologie du tabes, *Province médicale*, 6 novembre 1909.

près exclusif des syphilitiques ; les probabilités de devenir paralytique général sont nulles ou extrêmement faibles pour tout individu qui n'a été touché ni par la syphilis acquise ni par la syphilis héréditaire ; nos malades nous ont donné un pourcentage de 81 p. 100 de syphilis certaine et de 92 p. 100 de syphilis certaine ou probable, la certitude ou la probabilité

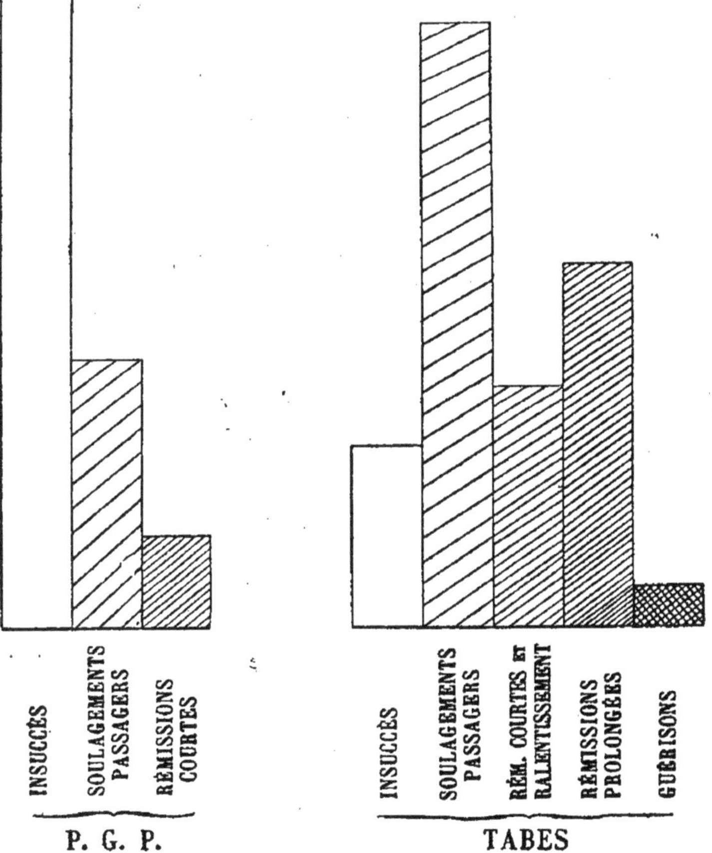

Fig. 5. — Graphiques exprimant comparativement les résultats du traitement chez les paralytiques généraux et chez les tabétiques (d'après nos observations personnelles).

n'ayant été admises qu'après enquête très sévère.

Si la paralysie générale est habituellement sous la dépendance de la syphilis des malades, si elle est une affection para-syphilitique, il semble à priori que le traitement antisyphilitique devrait, sinon guérir toujours, au moins habituellement améliorer les malades. Il n'en est rien cependant. Dans notre pratique personnelle, relative à 79 cas, nous avons appliqué un traitement intensif mercuriel et ioduré à tous les malades ; il a été continué peu de temps chez beaucoup de malades d'hôpital, évacués sur un asile après quelques jours. Une trentaine de malades ont été bien traités ; sur ces 30 cas, 6 *observations accusent une amélioration très légère ou l'atténuation d'un symptôme* ; 2 *autres malades traités dès le début ont eu des rémissions assez longues* : quinze mois chez un homme de quarante-deux ans et un an chez un professeur de trente-deux ans qui a pu, pendant ce laps de temps, reprendre son enseignement ; *mais rien n'a pu enrayer la reprise ultérieure des accidents.*

Nous sommes donc bien désarmés contre la paralysie générale, et ces rares cas relativement favorables n'infirment pas la règle générale : que le traitement spécifique ne guérit pas la paralysie générale et qu'il peut tout au plus améliorer quelques malades ; ceci suffit d'ailleurs à justifier son emploi, mais sans se faire d'illusions sur l'incertitude du résultat ; cette incertitude tient vraisemblablement à la rapidité de l'atteinte cellulaire sur laquelle le traitement n'a pas de prise, atteinte favorisée peut-être par un certain degré de fragilité cérébrale préalable (Raymond), d'où dégénérescence cellulaire sous l'influence de lésions syphilitiques vasculaires ou méningées de voisinage; mais ces lésions cellulaires, si elles dépendent de lésions syphilitiques, n'en sont pas elles-mêmes, et elles sont rebelles au traitement, comme est rebelle, par exemple, un foyer de ramollissement consécutif à une artérite.

Quoiqu'il en soit de cette interprétation vraisemblable, il faut conclure à l'incertitude et à l'infidélité des résultats du traitement spécifique chez les paralytiques généraux (1).

*
* *

Le tabes dorsalis qui relève de la même origine syphilitique que la paralysie générale progressive et qui lui est si souvent

---

(1) Dans des travaux récents (que résume M. LAUBRY, dans la *Tribune médicale* du 23 octobre 1909), PILCZ et WAGNER VON JAUREGG ont indiqué diverses médications nouvelles qu'on peut ajouter au traitement mercuriel et ioduré dans la paralysie générale. Entre autres méthodes, ces auteurs s'appuient sur ce fait qu'une maladie infectieuse (ou une phlegmasie locale fébrile) interrompt l'évolution de la paralysie générale : ils font aux malades des injections de tuberculine afin d'utiliser la réaction produite par celle-ci ; cette combinaison de la tuberculine et du traitement mercuriel produit des arrêts surprenants dans le courant de la maladie et leur paraît plus efficace que le seul traitement mercuriel.

— Nous avons eu récemment l'occasion d'associer chez trois malades les injections de tuberculine au traitement habituel de la paralysie générale : après cinq mois, nous n'avons pas encore observé d'effet utile, ni de progrès plus rapide qu'avec le seul traitement mercuriel et ioduré.

associé, est-il aussi peu favorisé au point de vue thérapeutique?

Heureusement la réponse peut être différente : *de toutes les affections parasyphilitiques, le tabes est indubitablement celle qui bénéficie le mieux de la cure mercurielle.* Ce principe, énoncé dès 1882 par le professeur Fournier, a reçu sa confirmation depuis par de nombreux exemples (Fournier, Gaucher, Dieulafoy, A. Robin, Grasset, Raymond, Déjerine, Babinski, Leredde, etc.). Il nous semble que l'on ne peut plus hésiter ; cependant, il y a encore des médecins qui, sur la foi de vieux errements, hésitent encore à traiter les tabétiques ; c'est pourquoi il n'est pas inutile d'ajouter une confirmation de plus aux faits acquis en apportant nos documents personnels très convaincants. Sur 105 malades, nous avons trouvé 86 syphilitiques avérés, soit près de 82 p. 100 (90,47 p. 100 avec les syphilis probables). Nous avons déjà antérieurement signalé l'insuffisance des traitements suivis par les 86 syphilitiques avant le début du tabes, en opposition avec la statistique personnelle de l'un de nous (P. Spillmann) qui suit depuis au moins quinze ans 32 syphilitiques bien traités, dont aucun n'est encore devenu tabétique et dont certains pourtant avaient des prédispositions nerveuses héréditaires. Si le traitement antisyphilitique, et plus spécialement mercuriel, a ainsi une action préventive, cela constitue une présomption pour qu'il ait quelque efficacité sur le tabes confirmé.

Cette présomption est changée en certi-

tude quand on constate *la guérison du
tabes par le traitement spécifique, l'arrêt
de la maladie, ou comme effet minimum
la disparition de certains symptômes.*

Notre statistique nous donne les chiffres
que l'on va lire, en défalquant de nos 105 tabétiques 34 malades insuffisamment suivis.
Des traitements de durée variable dans
71 cas ont abouti aux résultats que voici :

Guérison......................	2	2,81	p. 100.
Arrêt prolongé de la maladie.	18	25,37	»
Arrêts avec rechutes.........	4	5,63	»
Evolution ralentie...........	8	11,26	»
Soulagement de symptômes. ⎞ Amélioration............... ⎠	30	42,25	»
Insuccès ⎰ Echec absolu du traitement...,.	5	7,04	»
⎱ Evolution ayant abouti à la mort.	4	5,63	»

I. — *Guérison du tabes par le traitement.*

Les recherches histologiques de M. Na-
geotte ont établi la nature syphilitique du
processus méningé qui précède les lésions
tabétiques proprement dites du protoneurone
centripète ; on comprend que si le traitement intervient avant que ces dernières
soient définitivement constituées, il peut y
avoir guérison anatomique et par suite
symptomatique complète.

Notre statistique nous fournit deux cas de
ce genre :

I. — M. N... a contracté à vingt-deux ans une syphilis en apparence bénigne. Traitement par des pilules de protoiodure et de biiodure de potassium

pendant dix-huit mois. Dix ans après, il eut des douleurs fulgurantes et on constata de l'abolition des réflexes patellaires ; deux ans plus tard, à trente-quatre ans, en 1888, à la suite d'une émotion vio lente (mort de sa mère), il présenta de l'incoordination du mouvement. C'est alors que l'un de nous (P. Spillmann) le vit et porta le diagnostic de tabes à la période d'ataxie, diagnostic qui fut confirmé peu après par Charcot et par M. le professeur Fournier.

Le malade fut soumis à un traitement intensif par des injections méthodiques d'huile grise, et fit plusieurs séjours à Uriage, avec frictions mercurielles ; il prit en outre de l'iodure de potassium. *Les douleurs et les troubles de la marche et de la station* disparurent complètement ; seule l'abolition des réflexes patellaires et achilléens persista. L'état du malade était si satisfaisant qu'il se maria en 1894, trois ans après le début des accidents tabétiques ; il eut quatre enfants dont trois sont bien portants, le deuxième est un arriéré, avec signes de nanisme syphilitique. Sa conception coïncida avec une période de négligence de traitement.

Le malade (qui ne mérite plus guère ce qualificatif) reçoit annuellement trois séries d'injection de biiodure. *Depuis 18 années*, il ne présente plus aucun signe de tabes, si ce n'est l'abolition des réflexes qui persiste.

II. — Un officier, âgé de cinquante et un ans-syphilitique depuis l'âge de vingt-cinq ans et n'ayant, vu la bénignité des accidents, suivi qu'un traitement de quelques mois, devient maladroit pour monter à cheval, bientôt cette maladresse se change en impossibilité et il doit cesser son service. P. Spillmann constate une diminution manifeste des réflexes, le signe de Romberg, du ptosis, des troubles objectifs de la sensibilité cutanée (hypoesthésie en bande, etc.), de l'hypotonie musculaire. Un traitement intensif est institué ; six mois plus tard, tous les symptômes moteurs avaient disparu si bien que le malade reprit son service. *Il y a de cela 5 ans* ; en quelques mois, les autres symptômes ont également disparu, et le malade, régulièrement traité, ne présente plus aucune manifestation morbide.

Nous avons dit plus haut qu'un certain nombre de cas de guérison existent dans la littérature; M. Milian a récemment rappelé les plus intéressants d'entre eux (1). Bien que nous bornant, en principe, à l'exposé de nos documents personnels, il convient de rappeler les conclusions énoncées par M. le professeur Fournier en 1882; elles n'ont pas qu'un simple intérêt historique, mais elles précisent de quelle manière doit se limiter l'interprétation des résultats. Rappelant à côté des guérisons de tabes confirmé, les cas de paralysies oculaires guéries par le mercure et qui ne différaient en rien des paralysies tabétiques, notre maître concluait : « Ou bien sur ces 40 paralysies oculaires, non suivies de tabes, quelques-unes étaient, comme je le crois, d'origine tabétique; et dans ce cas, c'est au traitement spécifique qu'il convient de faire honneur de la non-apparition ultérieure du tabes. Ou bien, puisqu'aucune de ces paralysies n'a été suivie de tabes, c'est qu'aucune d'elles n'était d'origine tabétique; et en ce cas, il faudrait admettre que 40 fois sur 40, j'aurais eu affaire à des paralysies de nature étrangère au tabes, ce qui constitue une supposition inacceptable, choquante, contraire au bon sens ».

Il est bien certain cependant que les cas très favorables sont la minorité et que dans

____

(1) Milian. Le traitement mercuriel du tabes. *Progrès médical*, 1908.

la majorité des cas, on n'obtient pas de résultats aussi complets et aussi définitifs.

II. — *Arrêt de l'évolution.*

A côté des deux cas de guérison, nous avons observé 18 arrêts prolongés de la maladie. Dans les uns, il n'y a pas eu réel progrès, mais maintien du malade en son état, sans aggravation ultérieure; dans les autres, il y a eu d'abord recul des symptômes, puis stationnement sur cet état amélioré.

I. — Un employé d'administration, syphilitique à vingt-cinq ans, tabétique à quarante, ataxique à quarante-cinq, avait une incoordination extrême des mouvements avec parésie de la vessie et de l'intestin; sa vie paraissait en danger presque immédiat. *Il y a de cela* 10 *ans.* Sous l'influence d'un traitement intensif et régulier (P. Spillmann), il vit ses symptômes s'amender; en quelques mois, les troubles sphinctériens cessèrent, puis l'incoordination s'amenda sous l'influence combinée du mercure et de la rééducation; elle persiste à un degré assez peu accentué pour que le malade puisse se rendre chaque jour à son bureau, soit appuyé au bras de sa femme, soit en s'aidant de deux cannes.

II. — L'un de nous (P. Spillmann) soigne depuis près de trente ans un octogénaire qui a reçu également des soins du regretté docteur Doyon, d'Uriage. Ce vieillard, syphilisé à vingt-sept ans et traité à cette époque d'une façon absolument incomplète, a présenté, à cinquante-deux ans, des douleurs fulgurantes et des crises gastriques, bientôt suivies d'une arthropathie du genou droit.

Sous l'influence du traitement systématique continué depuis lors, cet homme a vu ses manifestations s'amender; actuellement, *âgé de* 81 *ans,* il ne présente plus que de l'abolition des réflexes et une déformation articulaire, reliquat de son ancienne arthropathie.

III. — Un maçon, âgé de quarante et un ans, alcoolique, syphilisé à dix-neuf ans, et n'ayant pris qu'un peu d'iodure, vient à la clinique un an et demi après ses douleurs fulgurantes, pour une amblyopie par névrite optique et des crises gastriques. Tous ces troubles disparurent par le traitement; depuis dix ans, le malade régulièrement traité n'a plus eu aucun symptôme nouveau, bien qu'il conserve de l'abolition des réflexes et l'ébauche des signes de Romberg et d'Argyl-Robertson.

IV. — Un cuisinier, syphilisé à vingt-quatre ans, non traité, ayant eu des crises gastriques à quarante et un ans, présenta quelques semaines plus tard un début d'incoordination. Il vient régulièrement se faire traiter à l'hôpital. Les symptômes restèrent absolument stationnaires pendant onze ans, au bout desquels le malade mourut subitement en ville; cette mort subite étant vraisemblablement la conséquence de ses lésions athéromateuses.

Les autres observations sont analogues ; nous ne comptons bien entendu ici que des arrêts de très longue durée, sans le moindre retour offensif. Tous ces cas remontent à plus de cinq ans et pour dix d'entre eux, l'arrêt absolu de la maladie est constaté *depuis plus de* 10 *ans*. Ils sont soumis à deux périodes annuelles de traitement hydrargyrique intensif; la plupart d'entre eux prennent en outre de l'iodure de potassium (surtout ceux qui ont des lésions artérielles), mais non tous. Or, chez tous ces malades, aucun signe nouveau ne s'est produit; et chez plusieurs d'entre eux, comme nous l'avons dit, des signes anciens ont rétrocédé.

Qu'on ne nous objecte pas les rémissions spontanées du tabes; il serait invraisemblable que des améliorations brusques, chez des malades dont l'état s'aggravait, surviennent précisément après quelques injections de mercure, sans que celui-ci puisse être considéré comme ayant agi; et que d'aussi longs arrêts, plus longs que ceux observés dans les tabes non traités, soient indépendants de l'agent thérapeutique. Le scepticisme et la critique ne sauraient être poussés à un tel degré.

III. — *Arrêts temporaires avec rechutes.*

Nous voulons faire une classe à part pour quatre malades, tous traités à l'hôpital, qui ont cessé le traitement après un premier arrêt de leur maladie (avec ou sans rétrocession préalable des symptômes) et chez lesquels ceux-ci ont repris leur cours plus ou moins rapide; chez certains d'entre eux, une nouvelle rémission a coïncidé avec une nouvelle reprise du traitement. Voici des exemples de ce type :

I. — Un journalier alcoolique, syphilisé à trente ans, non traité, a des douleurs lancinantes violentes à quarante-cinq ans; il est soigné à quarante-six ans, ayant alors des douleurs violentes, des troubles de sensibilité cutanée et profonde, les signes de Romberg et de Westphal. Tous ces symptômes disparaissent, sauf l'abolition des réflexes. Il revient à quarante-huit ans, dans le même état que deux années auparavant, et quitte de nouveau l'hôpital six mois plus tard, ayant été soulagé comme la première fois.

II. — Disparition, après six injections de calomel et huit injections d'iodipine, de troubles urinaires qui s'accentuaient chez un tapissier de trente ans, tabétique au début, syphilisé à vingt ans et ayant pris trente pilules de proto; cette rémission dura six ans, au bout desquels les symptômes reparurent,

compliqués de symptômes de paralysie générale
progressive auxquels le malade succomba à trente-
huit ans. .

Améliorations analogues et reprises après deux et
trois ans de cessation de traitement chez deux hommes traités une première fois pour tabes incipiens à
vingt-six et trente-deux ans, tous deux anciens syphilitiques très insuffisamment traités.

IV. — *Évolution ralentie.*

Des tabes, qui jusqu'alors évoluaient rapidement, présentent au cours du traitement
une modification bien nette de l'évolution,
prennent une allure lente et traînante. Nous
avons observé 8 cas de ce genre ; 6 des
malades étaient des *malades* venus à l'hôpital après le début de l'ataxie constituée,
survenue de un à cinq ans après les symptômes initiaux et relativement accentuée ;
ces malades, qui paraissaient devoir être
voués à une impotence prochaine et à une
terminaison fatale inévitable dans un délai
de quelques années, ont vu se prolonger
pendant 10 et 15 ans une période d'ataxie
très supportable pour la plupart d'entre eux.
Dans deux autres cas des malades ayant eu
un début à très grand fracas qui paraissait
présager une marche rapide de la maladie
ont eu, au contraire, le traitement étané
intervenu, une évolution relativement lente.
L'un de ces malades, ouvrier de filature, âgé
de trente-trois ans, avait des crises gastriques graves continues depuis huit mois ;
elles s'espacèrent après 3 injections de calomel alors que les réflexes reparaissaient.

L'autre malade est une femme, ménagère,
qui eut, à quarante-six ans, du ptosis traité

et guéri par le mercure, et chez laquelle, à cinquante ans, reparurent des paralysies oculaires et des douleurs fulgurantes, symptômes dont le premier disparut de nouveau cependant que le second s'amendait au point que, pendant près de dix ans, aucun autre symptôme nouveau ne reparut; mais le traitement ne fut pas continué et elle entra dans la période d'ataxie où elle était arrivée quand nous la revîmes, à l'âge de soixante-trois ans.

V. — *Guérisons de symptômes.*
Améliorations partielles.

Nous arrivons à une catégorie relativement nombreuse de cas (30 observations) dans lesquels un ou plusieurs symptômes gênants ont disparu ou se sont amendés, ce qui a constitué un progrès sur l'état antérieur, sans qu'on puisse dire cependant qu'il y ait eu arrêt, recul ou ralentissement de la marche de la maladie. Nous devons signaler que 20 de ces malades sont des malades d'hôpital, la plupart traités au début, et qui nous ont quitté après ce premier résultat obtenu et que nous n'avons pas revus ultérieurement; plusieurs auraient certainement obtenu davantage du traitement si celui-ci avait pu être continué. Les autres sont des malades venus à une période plus ou moins avancée de la maladie et dont le traitement a amélioré l'état ou soulagé les souffrances sans avoir nettement amené d'arrêt ou de rétrocession de la maladie.

Nous pourrions augmenter ce nombre si nous faisions appel aux disparitions de symptômes signalées dans les observations classées ci-dessus dans d'autres catégories ; il est préférable, pour la clarté de la description, de ne mentionner que les malades chez lesquels l'effet constaté du traitement s'est borné à une amélioration mono ou pluri-symptomatique.

Voici l'indication des symptômes améliorés, tels qu'ils se sont trouvés isolés ou groupés chez ces 30 malades :

Douleurs fulgurantes ou lancinantes des membres inférieurs	8 fois.
Douleurs des membres inférieurs et crises gastriques	1 —
Crises gastriques	1 —
Crises gastriques et ataxie	1 —
Névralgies intercostales	1 —
Névralgies intercostales avec douleurs lancinantes des jambes	1 —
Troubles de la station et de la marche, incoordination	2 —
Ataxie et mal perforant	1 —
Ataxie et arthropathie	1 —
Modifications de la sensibilité et des réflexes	1 —
Troubles oculaires	1 —
Troubles oculaires et douleurs des membres inférieurs	2 —
Arthropathies	2 —
Douleurs et gangrène superficielle	1 —
Mal perforant	1 —
Mal perforant et douleurs des membres inférieurs	2 —
Acroasphyxie et acrosphacèle (1)	1 —
Dysurie	2 —

----

(1) Chez ce malade, les premières douleurs fulgurantes apparurent au cours du traitement qui n'avait sans doute pas encore alors suffisamment influencé les lésions ; ces douleurs cédèrent ultérieurement.

Toutes ces manifestations morbides étant gênantes, douloureuses ou désagréables, c'est déjà un résultat appréciable de les avoir fait disparaître par le traitement.

VI. — *Insuccès et morts.*

Ce groupe comprend 9 malades : 5 insuccès non suivis de décès connu de nous et 4 cas terminés par la mort.

Dans 5 cas nous avons noté l'insuccès complet du traitement symptomatique, sans nous en étonner, vu la période tardive à laquelle il était intervenu : 2 des malades étaient déjà impotents : homme de 50 ans, tabétique depuis 10 années ; femme de 53 ans, tabétique depuis l'âge de 28 ans et atteinte d'arthropathie ; les 3 autres avaient de l'incoordination accentuée depuis plus de 10 ans.

Nous ne notons ici que 4 *décès*, alors que nous avons fait mention de 9 décès dans l'étude clinique, antérieurement publiée (1); c'est que 5 des malades figurent déjà dans d'autres catégories ; l'un parmi les malades dont l'évolution a été ralentie par le traitement (il finit par succomber dans le marasme après de longues années) ; un autre parmi ceux dont la maladie fut arrêtée, c'est l'athéromateux ayant succombé subitement en ville ; un troisième parmi les guérisons de symptômes (il mourut en ville d'accidents cardiaques) ; le quatrième parmi les améliorations partielles (douleurs et gangrène

---

(1) P. Spillmann et M. Perrin. Particularités cliniques relevées dans une série de 105 cas de tabes dorsalis (*Province médicale*, 1909).

superficielle) : il était atteint en outre d'arthropathies et mourut ultérieurement paralytique général ; un enfin parmi les arrêts temporaires avec rechute : chez ce dernier l'arrêt d'une durée de six ans fut suivi d'une reprise accompagnée de paralysie générale à évolution assez rapide.

Les 4 autres décès sont dus aux causes suivantes : état marastique terminal d'un tabes très ancien ; asystolie ayant empêché d'instituer le traitement mercuriel ; néphrite et accidents urémiques ; anémie pernicieuse chez une femme de 32 ans.

Ainsi donc, sur les 9 décès de notre statistique, 5 *se sont produits pour des raisons diverses chez des tabétiques qui avaient antérieurement bénéficié du traitement, et les 4 autres chez des malades qui ne pouvaient être traités ainsi ou ne pouvaient bénéficier pratiquement d'aucun traitement.*

A propos d'insuccès, une observation très suggestive a été publiée par M. Milian (*Progrès médical*, 1908) : « Un seul de mes malades, dit-il, n'a subi aucune amélioration et peut-être même s'est aggravé : c'est un médecin qui ne peut supporter le traitement mercuriel. Dès qu'il est mis aux injections, il est pris d'anorexie, d'asthénie telle qu'il doit se mettre au lit, et il faut rapidement interrompre le traitement. De telle sorte que cette exception confirme la règle, puisque c'est le seul cas qui n'est pas traité par le mercure qui s'aggrave. »

Dans notre statistique nous n'avons pas eu de tabétique ayant de l'idiosyncrasie à l'égard du mercure (1) ; mais, comme nous venons de le dire, nous avons eu des malades très avancés et des malades incapables d'être traités, et nous trouvons là l'explication de nos insuccès.

*
* *

En résumé, parmi nos 71 tabétiques suivis nous avons eu 2 guérisons, 18 arrêts prolongés de la maladie, 4 arrêts avec rechutes, 8 évolutions ralenties, 30 améliorations partielles et 9 insuccès complets. On voit combien ces résultats diffèrent de ceux obtenus dans la paralysie générale, où on observe une majorité d'insuccès explicables par les raisons anatomiques indiquées plus haut.

Nous attribuons ces résultats au seul traitement antisyphilitique systématiquement et intensivement appliqué à tous nos tabétiques. Le mercure a été l'élément essentiel et constant, avec association habituelle mais non constante de l'iodure de potassium ou de préparations iodées. Accessoirement, nous avons employé la suspension, la rééducation, la balnéothérapie, mais dans

---

(1) Le seul de nos malades qui ait mal supporté le mercure, est un homme de cinquante-huit ans, chez qui une série de 8 injections hebdomadaires d'huile grise guérit un mal perforant qui durait depuis une année, et amenda une incoordination datant de la même époque, le tabes ayant débuté à cinquante-trois ans. L'état est maintenant stationnaire depuis deux ans. Or, après sa série d'injections, le malade eut une violente poussée de gingivite qui dura près de trois mois. L'effet du mercure était produit quand cette complication survint. Le malade, très satisfait du soulagement obtenu, donne de ses nouvelles, mais ne demande plus à être traité.

la minorité de cas seulement et comme adjuvants de la médication essentielle.

Chez plusieurs malades nous avons obtenu des résultats rapides par l'association d'un traitement mercuriel intensif avec un séjour dans une station sulfureuse (Uriage surtout). Grâce à la balnéothérapie sulfureuse, la dose de mercure peut être élevée à un degré qu'on ne saurait atteindre dans la pratique courante.

Chaque fois que cela a été possible, nous avons employé les injections de sels solubles, plus maniables à la dose limite ; très souvent, pour des raisons de commodité, nous avons eu recours à l'huile grise et quelquefois au calomel ; chez quelques-uns de nos malades, les plus anciens, des frictions ont été faites. Il est bien évident qu'à l'heure actuelle les injections méritent la préférence (1). Naturellement, le traitement a toujours été surveillé de très près : nous avons toujours tâté la susceptibilité des malades, surtout au début du traitement, et varié les doses et les sels employés, suivant les indications particulières. Employé dans ces conditions, le traitement mercuriel ne peut jamais être nuisible ; nous croyons que si certains auteurs l'ont considéré comme nuisible aux tabétiques c'est par suite d'emplois mal réglés. Nous n'avons pas besoin d'entrer dans plus de détails : chez les tabétiques comme chez les syphilitiques quelconques, le traitement

---

(1) Voir P. SAINTON. Le traitement du tabes. *Consultations médicales françaises*, fasc. XI. (Poinat, éditeur.)

mercuriel doit être fait avec méthode et précision. Quant à l'iodure, son emploi doit aussi être réglé et surveillé ; certains malades le supportent moins bien que le mercure ; en général il est inutile de le prescrire à dose élevée : de petites doses sont mieux supportées et suffisent quand le traitement mercuriel est d'autre part correctement fait.

Que conclure, en définitive, de tout ceci ? La fréquence des résultats heureux, complets ou partiels, est suffisante pour qu'on doive tenter systématiquement un tel traitement dans une affection aussi grave que le tabes, en même temps qu'aussi rebelle aux autres méthodes thérapeutiques. A moins de contre-indications incontestables ou d'intolérance absolue, les *tabétiques doivent être traités comme des syphilitiques, surtout* par le mercure, dont l'emploi constitue le pivot de la médication anti-tabétique.

TABLE DES MATIÈRES

Paris. — Imp Levé, ruo Cassotte, 17

9 782329 123073